国民营养科普丛书
——健康体重管理指导

主　审　周景洋　刘爱玲

主　编　张俊黎　刘丹茹

副主编　李素云　闫静弋

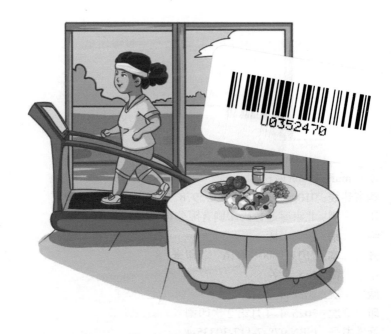

U0352470

人民卫生出版社

·北京·

版权所有，侵权必究！

图书在版编目（CIP）数据

健康体重管理指导 / 张俊黎，刘丹茹主编 . —北京：人民卫生出版社，2022.2（2025.4重印）

（国民营养科普丛书）

ISBN 978–7–117–30335–4

Ⅰ. ①健… Ⅱ. ①张…②刘… Ⅲ. ①减肥 – 基本知识 Ⅳ. ①R161

中国版本图书馆 CIP 数据核字（2020）第 148243 号

人卫智网	www.ipmph.com	医学教育、学术、考试、健康，购书智慧智能综合服务平台
人卫官网	www.pmph.com	人卫官方资讯发布平台

国民营养科普丛书——健康体重管理指导

Guomin Yingyang Kepu Congshu——Jiankang Tizhong Guanli Zhidao

主　　编：张俊黎　刘丹茹
出版发行：人民卫生出版社（中继线 010-59780011）
地　　址：北京市朝阳区潘家园南里 19 号
邮　　编：100021
E - mail：pmph @ pmph.com
购书热线：010-59787592　010-59787584　010-65264830
印　　刷：北京盛通数码印刷有限公司
经　　销：新华书店
开　　本：710 × 1000　1/16　印张：8
字　　数：135 千字
版　　次：2022 年 2 月第 1 版
印　　次：2025 年 4 月第 2 次印刷
标准书号：ISBN 978-7-117-30335-4
定　　价：39.00 元

打击盗版举报电话：010-59787491　E-mail：WQ @ pmph.com
质量问题联系电话：010-59787234　E-mail：zhiliang @ pmph.com

编　者

（以姓氏笔画为序）

于连龙　山东省疾病预防控制中心
王连森　山东省疾病预防控制中心
王朝霞　烟台市疾病预防控制中心
石学香　青岛市疾病预防控制中心
刘丹茹　山东省疾病预防控制中心
闫静弋　山东省疾病预防控制中心
孙　青　山东大学齐鲁儿童医院／济南市儿童
　　　　医院
李素云　山东省疾病预防控制中心
宋　東　山东省疾病预防控制中心
张　茜　山东省卫生健康委员会执法监察局
张俊黎　山东省疾病预防控制中心
郑　重　烟台市疾病预防控制中心
孟庆有　济南市妇幼保健院
姜　迎　山东省疾病预防控制中心
董峰光　烟台市疾病预防控制中心
臧金林　青岛市市立医院

秘　书　刘丹茹　山东省疾病预防控制中心

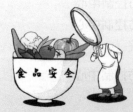

《国民营养科普丛书》

编写委员会

编委会主任	刘金峰	国家卫生健康委员会食品安全标准与监测评估司
	高　福	中国疾病预防控制中心
	卢　江	中国疾病预防控制中心
科学顾问	王陇德	中国工程院院士
	陈君石	中国工程院院士
	杨月欣	中国营养学会理事长
	杨晓光	中国疾病预防控制中心营养与健康所研究员
主　　编	丁钢强	中国疾病预防控制中心营养与健康所
	田建新	国家卫生健康委员会食品安全标准与监测评估司
	张志强	全国卫生产业企业管理协会
副 主 编	张　兵	中国疾病预防控制中心营养与健康所
	刘爱玲	中国疾病预防控制中心营养与健康所
	徐　娇	国家卫生健康委员会食品安全标准与监测评估司

编　　　者（按姓氏汉语拼音排序）

	戴月	江苏省疾病预防控制中心
	龚晨睿	湖北省疾病预防控制中心
	郭战坤	保定市妇幼保健院
	李绥晶	辽宁省疾病预防控制中心
	李晓辉	成都市疾病预防控制中心
	梁　娴	成都市疾病预防控制中心
	刘长青	河北省疾病预防控制中心
	刘丹茹	山东省疾病预防控制中心

栾德春　辽宁省疾病预防控制中心
苏丹婷　浙江省疾病预防控制中心
辛　宝　陕西中医药大学公共卫生学院
熊　鹰　重庆市疾病预防控制中心
张　丁　河南省疾病预防控制中心
张俊黎　山东省疾病预防控制中心
张书芳　河南省疾病预防控制中心
张同军　陕西省疾病预防控制中心
章荣华　浙江省疾病预防控制中心
赵　耀　北京市疾病预防控制中心
周永林　江苏省疾病预防控制中心
朱文艺　陆军军医大学新桥医院
朱珍妮　上海市疾病预防控制中心

编委会专家组　（按姓氏汉语拼音排序）

陈　伟　北京协和医院
丁钢强　中国疾病预防控制中心营养与健康所
葛　声　上海市第六人民医院
郭云昌　国家食品安全风险评估中心
黄承钰　四川大学
刘爱玲　中国疾病预防控制中心营养与健康所
楼晓明　浙江省疾病预防控制中心
汪之顼　南京医科大学
王惠君　中国疾病预防控制中心营养与健康所
王志宏　中国疾病预防控制中心营养与健康所
吴　凡　复旦大学
杨振宇　中国疾病预防控制中心营养与健康所
易国勤　湖北省疾病预防控制中心
张　兵　中国疾病预防控制中心营养与健康所
张　坚　中国疾病预防控制中心营养与健康所
张　倩　中国疾病预防控制中心营养与健康所
朱文丽　北京大学
周景洋　山东省疾病预防控制中心

编委会秘书组　（按姓氏汉语拼音排序）

刘爱玲　中国疾病预防控制中心营养与健康所
马彦宁　中国疾病预防控制中心营养与健康所

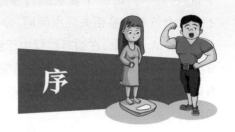

序

随着我国社会经济快速发展,国民营养健康状况得到明显改善,同时也伴随出现新的问题和挑战。一方面,人民群众对营养健康知识有着强烈渴求,另一方面,社会上各种渠道传播的营养知识鱼龙混杂,有的甚至真假难辨。因此,亟须加强科学权威的营养科普宣传,引导人民群众形成真正健康科学的膳食习惯和生活方式,提升人民群众营养素养与水平,切实增强人民群众获得感与幸福感。

为贯彻落实《国民营养计划(2017—2030年)》"全面普及营养健康知识"和健康中国合理膳食行动要求,国家卫生健康委员会食品安全标准与监测评估司委托中国疾病预防控制中心营养与健康所组织编写《国民营养科普丛书》12册,其中《母婴营养膳食指导》《2~5岁儿童营养膳食指导》《6~17岁儿童青少年营养膳食指导》《职业人群营养膳食指导》和《老年人营养膳食指导》详细介绍了不同人群的营养需求和膳食指导;《常见食物营养误区》和《常见食品安全问题》对居民关注的营养与食品安全的热点问题及存在误区进行了详细解答;《身体活动健康指导》和《健康体重管理指导》详细介绍了不同人群的身体活动建议以及如何保持健康体重;《常见营养不良膳食指导》《糖尿病膳食指导》《心血管疾病膳食指导》针对不同疾病的营养需求给出了有针对性和实用性的指导。

丛书围绕目前我国居民日常生活中遇到的、关心的问题,结合营养食品科研成果和国内外动态,力求以通俗易懂的语言向大众进行科普宣传,客观、全面地普及相关营养知识。丛书采用一问一答、图文并茂的编写形式,努力做到深入浅出,整体形成一套适合不同人群需要,兼具科学性、实用性、指导性的营养科普工具书。

　　丛书由 100 多位营养学、医学、传播学及健康教育等相关领域的专家学者共同撰写,历经了多次研讨和思考,针对不同人群健康需求,凝练了近 2 000 个营养食品相关热点问题,分类整理并逐一解答。丛书以广大人民群众为主要读者对象,在编写过程中尽量避免使用专业术语,同时也可为健康教育工作者提供科学实用的参考。希望丛书的出版能够成为正确引导广大居民合理膳食的有益工具,为促进营养改善和慢性病防治、提升居民营养素养提供帮助。

编委会

2022 年 1 月

前　言

　　拥有健康体重是每个人的理想追求,是身体健康的重要体现,国民健康与民族昌盛和国家富强息息相关。党和国家高度重视全民健康问题,习近平总书记曾多次强调:"没有全民健康,就没有全面小康。"随着经济的发展,生活水平的提高,讲究营养有了丰富的物质基础作保障,但由于缺乏营养知识,很多人尚不懂如何平衡膳食、合理营养、适量运动,导致不健康体重的人越来越多,超重肥胖和低体重消瘦的现象并存,营养不平衡问题凸显,不论是营养过剩还是营养缺乏都危害身体健康,由此引发的慢性疾病高发已成为个人、家庭和社会发展的负担。

　　为进一步贯彻落实《国民营养计划(2017—2030 年)》,提升国民营养素养,根据中国疾病预防控制中心营养与健康所统一部署,按照国民营养计划营养科普系列丛书编写委员会安排,我们组织编写了本书。

　　本书旨在为读者科普有关健康体重的膳食营养知识,指导大家怎么做才能拥有健康体重。编者们从健康体重和基础膳食营养知识写起,循循导入,针对广大读者关注的健康体重问题,从以下几个方面做了科普指导:概述健康体重、介绍日常生活中需要了解的膳食营养知识,如何做才能保持健康体重,以及合理的运动和健康的生活方式、体重不健康的危害等,在书的最后给读者提供了减肥和增重的几种食谱实例供参考。本书采用大众喜闻乐见的问答形式,力求以通俗易懂、图文并茂的方式为广大读者解惑答疑,是一本有较强实用性的营养知识读本。部分问答中附有图片,给大家带来轻松愉快的阅读体验。

　　希望本书能让读者朋友们掌握更多的营养科普知识,学会科学饮食,均衡营养,合理运动,保持健康体重,拥有健康体质,提高生活质量,增加生活幸福感。

本书的编写得到了中国疾病预防控制中心营养与健康所营养与健康教育室、山东省疾病预防控制中心的大力支持,在编写过程中,多位营养学专家给予指导和帮助,在此一并表示衷心地感谢!

为了进一步提高本书的质量,以供再版时修改,因而诚恳地希望各位读者、专家提出宝贵意见。

主编

2022 年 1 月

目　录

一、健康体重概述

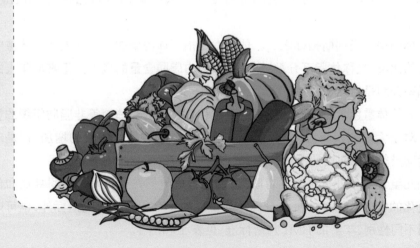

本部分首先介绍了健康体重的概念和意义,有利于健康体重的膳食结构,如何合理搭配食物,一日三餐怎么吃;哪些身体活动有益,怎么判断和达到"吃动平衡";明确了健康体重指导包括膳食营养知识的科普、合理饮食搭配、规律运动,帮助大家养成良好的生活习惯,最终达到保持适宜体重的健康状态。其次,简单指出有关健康体重的认识误区,体重不健康对身体的危害,如何纠正体重异常。最后帮助大家简单了解我国和世界体重异常的流行趋势及现状。

1. 什么是健康体重

　　体重是客观评价人体营养和健康状况的重要指标,健康体重是指长期保持体重良好的健康状态。体重过低或者过高都是影响人体健康的不利因素。体重过低通常反映能量摄入相对不足,可导致营养不良、诱发疾病;体重过高反映能量摄入相对过多或活动不足,易导致超重和肥胖,可显著增加 2 型糖尿病、冠心病、某些癌症等疾病的发生风险。目前常用的判断健康体重的指标是国际通用的体质指数(body mass index,BMI),它的计算方法是用体重(kg)除以身高(m)的平方得来。我国健康成年人(18~64 岁)体重的 BMI 范围为 18.5~23.9。从降低死亡率考虑,65 岁以上老年人不必苛求体重和身材如年轻人一样,老年人的体重和 BMI 应该略高。

　　体脂率也是判断指标之一。体脂率是指人体内脂肪重量在人体总体重中所占的比例,又称体脂百分数,它反映人体内脂肪含量的多少。正常成年人的体脂率分别是男性 15%~20%、女性 25%~30%。

　　人的体重包含身体脂肪组织的重量和骨骼、肌肉、体液等非脂肪组织的重量。对于大多数人而言,BMI 的增加大体反映体内脂肪重量的增加,但是对于运动员等体内肌肉比例高的人,健康体重的 BMI 范围不一定适用。

　　儿童青少年处于生长发育阶段,需要考虑他们在生长发育期间身高和体重变化的特点。除了体重和身高作为重要的发育和营养状况指标外,也可以使用不同性别、年龄的 BMI 判断标准,见表 1 和图 1。

表1　中国6~18岁学龄儿童青少年性别年龄别 BMI 筛查超重与肥胖界值

单位:kg/m²

年龄 / 岁	男生		女生	
	超重	肥胖	超重	肥胖
6.0~	16.4	17.7	16.2	17.5
6.5~	16.7	18.1	16.5	18.0
7.0~	17.0	18.7	16.8	18.5
7.5~	17.4	19.2	17.2	19.0
8.0~	17.8	19.7	17.6	19.4
8.5~	18.1	20.3	18.1	19.9
9.0~	18.5	20.8	18.5	20.4
9.5~	18.9	21.4	19.0	21.0
10.0~	19.2	21.9	19.5	21.5
10.5~	19.6	22.5	20.0	22.1
11.0~	19.9	23.0	20.5	22.7
11.5~	20.3	23.6	21.1	23.3
12.0~	20.7	24.1	21.5	23.9
12.5~	21.0	24.7	21.9	24.5
13.0~	21.4	25.2	22.2	25.0
13.5~	21.9	25.7	22.6	25.6
14.0~	22.3	26.1	22.8	25.9
14.5~	22.6	26.4	23.0	26.3
15.0~	22.9	26.6	23.2	26.6
15.5~	23.1	26.9	23.4	26.9
16.0~	23.3	27.1	23.6	27.1
16.5~	23.5	27.4	23.7	27.4
17.0~	23.7	27.6	23.8	27.6
17.5~	23.8	27.8	23.9	27.8
18.0~	24.0	28.0	24.0	28.0

来源:中华人民共和国国家卫生健康委员会.学龄儿童青少年超重与肥胖筛查:WS/T 586—2018 [S].北京:2019-03-14.

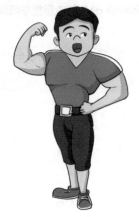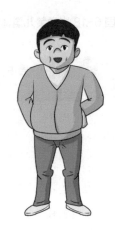

BMI为27，体脂率只有10%　　　BMI为23.8，体脂率为32.3%

图 1　BMI 和体脂率

2. 为什么要保持健康体重

超重肥胖和低体重都是不健康的表现,易引起多种疾病,缩短寿命。由于生活方式的改变,我国大多数的居民身体活动不足或缺乏运动锻炼,能量摄入相对过多,导致超重和肥胖的发生率逐年增加。超重和肥胖是许多疾病的独立危险因素,如 2 型糖尿病、冠心病、乳腺癌等。

肥胖者除以上几种疾病外,还易患骨关节病、脂肪肝、胆石症、痛风、阻塞性睡眠呼吸暂停综合征、内分泌紊乱等多种疾患。体重过低说明身体的营养不良,可以影响未成年人身体和智力的正常发育;成年人体重过低可出现劳动能力下降、骨量丢失和骨折、胃肠功能紊乱、免疫力低下、女性月经不调和闭经、贫血、抑郁症等多方面病理表现。

增加身体活动或运动不仅有助于保持健康体重,还能够调节机体代谢,增强体质,降低死亡风险,减少冠心病、脑卒中、2 型糖尿病、结肠癌、乳腺癌和骨质疏松等慢性疾病的发生风险;同时也有助于调节心理平衡,有效消除压力,缓解抑郁和焦虑症状。食不过量可以保证每天摄入的能量不超过人体需要,加强运动可增加代谢和能量消耗。所以,应保持进食量和运动量的平衡,使体重维持在适宜范围。

3. 怎么做才能保持健康体重

保持健康体重,最重要的就是要坚持吃动平衡。食物的摄入量和身体活动量是保持能量平衡、维持健康体重的两个主要因素,食物提供人体能量,运动消耗能量,培养良好的饮食行为和运动习惯是保持健康体重的必需措施。

倡导健康饮食。世界卫生组织(WHO)为大家推荐了"健康饮食五项原则",即食物多样化、减盐、减油、减糖、限酒。每天应该吃大量新鲜水果和蔬菜,适当摄入肉、鱼、蛋、奶;尽可能选择全谷物,例如未加工的玉米、小米、燕麦、小麦和糙米,因其富含膳食纤维,可增加饱腹感;选择生食蔬菜、未添加盐的坚果和新鲜水果作为正餐之间的零食;不吃高糖、高脂、高盐食品。掌握了合理膳食原则和技巧,就能保障健康饮食。

在合理饮食的基础上,还要养成坚持运动的好习惯。"迈开腿"和"管住嘴"同样重要。各个年龄段人群都应该坚持天天运动、维持能量平衡、保持健康体重。推荐成人积极参加日常活动和运动,每周应至少进行 5 天中等强度身体活动,累计 150 分钟以上;坚持日常身体活动,平均每天主动身体活动 6 000 步;尽量减少久坐时间,每小时起来动一动。建议超重或肥胖的人每天累计达到 8 000~10 000 步活动量。对于体重过高的肥胖者,为了减轻膝关节的压力,预防关节损伤,开始运动时可选择膝关节承重小的项目,如平地骑自行车、固定自行车、游泳、水中漫步等;不做或少做登山、上楼梯、跳绳等运动(图 2)。

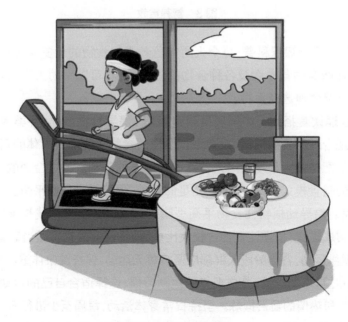

图 2　坚持吃动平衡

4. 健康体重指导包括哪些内容

健康体重指导包括膳食营养知识的科普、合理饮食搭配、规律运动,帮助大家养成良好的生活习惯,最终达到保持适宜体重的健康状态(图3)。

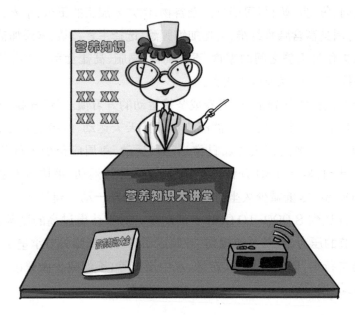

图3　营养宣教

(1)膳食营养知识科普:每个人所需营养素和食物的量多少各不相同,通过了解人体所需的营养素及各种食物的营养价值,可以帮助大家更好地针对自身实际情况合理选择食物。

(2)合理饮食搭配:《中国居民膳食指南》倡导食物多样,谷类为主,食物多样是实现合理膳食的关键,只有多种多样的食物才能满足人体的营养需要。合理饮食搭配是最大程度保障人体营养和健康的基础。通过合理的饮食搭配形成良好的膳食模式,为人体提供充足的营养,保障膳食能量平衡。要保持健康体重,我们倡导动植物性食物平衡型膳食模式。其膳食构成是植物性和动物性食品构成适宜,植物性食物占较大比重,动物性食品也有适当数量。

(3)规律运动:各年龄段人群都应坚持每天运动,保持健康体重。减少久坐时间,每小时起来动一动,养成规律的运动习惯,选择适合自己的运动方式,避免仅凭兴趣和热情的盲目锻炼。坚持日常身体活动,每周至少进行5天中等强度身体活动,累计150分钟以上;主动身体活动最好每天6 000步。

5. 我国膳食模式的特点是什么

世界上有三大膳食结构模式，即西方、东方和地中海三种模式。以我国为代表的东方膳食结构模式是以植物性食物为主，动物性食物为辅，食品多不做精细加工。其特点是：

多种食物搭配，谷类为主。由于谷类食品中碳水化合物含量高，而碳水化合物是能量最经济、最主要的来源。做到食物多样化，首先可以选用"小份"食物，保证在同等能量条件下增加食物种类。这样可以吃到更多品种的食物，营养素来源更丰富。其次要注意膳食结构合理性，同类食物在一段时间内进行互换是保证食物多样的好办法。最后要巧妙搭配、合理烹调既可以增加食物品种数量，还可以提高食物的营养价值和改善食物的口味口感。

丰富的蔬菜以及粗粮的摄入，使得人们摄入了大量的膳食纤维，有利于控制体重，减少消化系统疾病以及肠癌的发病率。

豆类及豆制品的摄入，补充了一部分优质蛋白和钙。

饮茶、吃水果、甜食少，减少了糖的过多摄入。

丰富的调料，如葱、姜、蒜、辣椒、醋等具有杀菌、降脂、增加食欲、帮助消化等各种功能。

6. 有益于健康体重的膳食结构有哪些

合理的、良好的膳食结构是指有益于人身心健康的平衡膳食，即样样都吃，不挑食、不偏食，特别是吃新鲜卫生的食物。良好的膳食结构和健康行为是确保健康的基础。合理膳食必须由多种食物组成，才能达到平衡膳食之目的（图4）。

（1）以谷类、薯类、小麦、高粱为主提供碳水化合物、蛋白质和B族维生素。

（2）每天摄入足量的牛奶和大豆类制品以补钙和提供蛋白质。

（3）改变以猪肉为主的动物性食物结构，增加鸡、鸭等禽类，水产品和乳类的摄入量，防止脂肪特别是饱和脂肪酸过量。

（4）多吃新鲜蔬菜和水果，每人每天至少摄入蔬菜500克，以提供矿物质、维生素、纤维素。

（5）少盐少油，多吃清淡食物，少吃油腻食物。每天每人食盐摄入量不超过5克。每天烹调油25~30克。

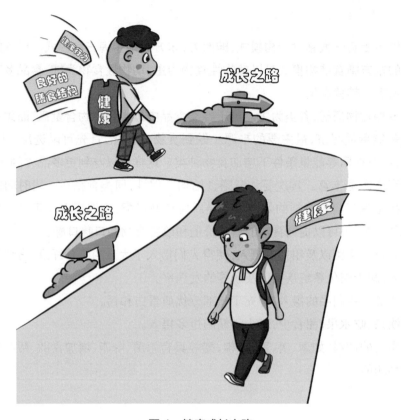

图 4   健康成长之路

（6）增加食用菌和木耳的摄入量。

（7）适量吃坚果，建议摄入天然坚果每周 1~2 次。

（8）烹调时增加调料，每天摄入大蒜、辣椒、葱、姜、醋等。

（9）三餐都要吃，早餐吃好、中餐吃饱、晚餐吃少。

（10）正确选择零食。

（11）少糖，不喝或少喝含糖饮料，提倡喝白开水或茶水，每天摄入的添加糖不超过 50 克，最好控制在 25 克以下。

（12）限酒，若饮酒，建议每天酒精量男性不超过 25 克，女性不超过 15 克。

7. 什么是平衡膳食

从营养学的角度来讲，能使营养需要与膳食供给之间保持平衡状态，能量及各种营养素满足人体生长发育、生理及身体活动的需要,且各种营养素之间保持适宜比例的膳食,就叫平衡膳食。

　　人们在日常饮食习惯中认为"吃得越好越精,营养状况就会越好",这种观念是错误的。真正对人体健康和控制体重最好的膳食,是均衡的、全面的、足够满足人体需要的平衡膳食。

　　食物包括五大类:

　　第一类为谷薯类。

　　第二类为蔬菜和水果类。

　　第三类为动物性食物。

　　第四类为大豆类和坚果类。

　　第五类为纯能量食物,如烹调油等。

　　平衡膳食就是五大类食物合理均衡地摄入。

　　要做到平衡膳食,需从饮食合理搭配做起。若量化一日三餐的食物"多样"性,建议为:谷类、薯类、杂豆类的食物品种数平均每天3种以上,每周5种以上;蔬菜、菌藻和水果类的食物品种数平均每天4种以上,每周10种以上;鱼、蛋、禽肉、畜肉类的食物品种数平均每天3种以上,每周5种以上;奶、大豆、坚果类的食物品种数平均每天2种,每周5种以上(图5)。

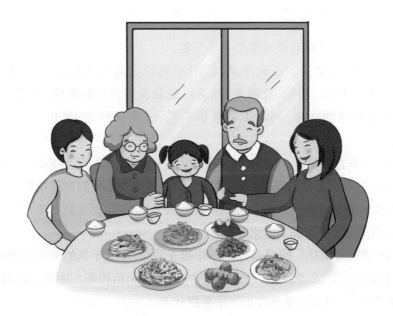

图5　一日三餐,食物多样

8. 如何合理搭配食物才有益于保持健康体重

任何一种单一的天然食物都不能提供人体所需要的全部营养素,食物要多样化、搭配要合理是平衡膳食的基本原则,亦是保持健康体重的关键要素。

要做到合理搭配食物,首先食物的品种要丰富多样,一周内的菜品尽量不重复,每天的膳食应包括谷类、薯类、蔬菜水果类、畜禽鱼蛋奶类、大豆坚果类等。要注意主食和副食、杂粮与精粮、荤与素等食物的平衡搭配。在各类食物数量相对恒定的前提下,同类食物可以轮流使用,做到膳食多样化,从而发挥食物之间的互补作用,做到主食粗细搭配,副食荤素搭配,色彩搭配合理,食物尽量少盐少油,每天安排适量的水果,使其营养全面平衡。

食物多样用种类来量化,建议平均每天不重复食物种类数达到 12 种以上,每周达到 25 种以上。按照一日三餐食物品种数的分配,早餐至少摄入 4~5 个品种,午餐摄入 5~6 个食物品种,晚餐 4~5 个食物品种,加上零食 1~2 个品种。

9. 一日三餐怎么吃才有益于保持健康体重

我国居民的饮食习惯通常是一日三餐。

(1) 早餐宜清淡。在起床活动 30 分钟后进餐最为适宜,应以谷类食物为主,比如馒头、面包、豆包等,还应搭配富含蛋白质的食物,牛奶、豆浆、鸡蛋等是很好的选择,粥和小菜也很不错,一定要少盐、少油、少糖、营养丰富。

(2) 午餐宜丰富。午餐是一日中主要的一餐,既要补充上午的能量消耗,又要为下午提供必需的能量。因此要注意荤素及多品种的合理搭配,保证各种营养素的合理补充。主食可选米饭、馒头、大饼、玉米面发糕等米面制品,副食宜选肉禽蛋鱼类和蔬菜水果等。

(3) 晚餐易消化。晚餐最好吃一些易于消化、能量不高的食物,选择富含膳食纤维的食物,多吃蔬菜,适当吃些米饭、馒头和粗粮等。主食与副食的量都可适当减少,以便到睡觉时正好是空腹状态。

10. 有益于健康体重的身体活动有哪些

身体活动的名称源于英文 physical activity,定义为增加能量消耗的肌肉活动。这里的"身体活动"不宜理解为动动手指、扭扭脖颈这样的随意活动,而是强调大肌群参与、能量消耗明显增加的活动。身体活动可以增加循环系统和呼吸系统的负荷、调动体内物质代谢、改善神经内分泌调节。值得注意的是要选择适宜的活动形式、强度、时间、频度和总量。例如,日常生活中的身体活动可以是拖地板或上下班途中的步行,但不一定是特定的体育锻炼。

身体活动强度是指单位时间内身体活动的能量消耗水平或人体生理刺激的程度。每周 150 分钟中等强度或 75 分钟高强度的活动有益于保持健康体重。强调身体活动强度应达到中等及以上,频率应不少于每周 5 天。[来源于《中国人群身体活动指南(2021)》]

中等强度身体活动是指需要用一些力但是仍可以在活动时轻松地讲话的活动。如快速步行、跳舞、休闲游泳、打网球、打高尔夫球、做家务,像擦窗子、拖地板、手洗大件衣服等。中等强度常用快走作为代表。

高强度身体活动是指需要更多的用力,心跳更快,呼吸急促,如慢跑、健身操、快速蹬车、比赛训练或重体力活动,像举重、搬重物或挖掘等。

11. 健康体重的日常身体活动指导有哪些

(1) 每天进行 6 000~10 000 步当量身体活动。1 个千步当量身体活动约消耗 0.525 千卡 / 千克体重,每天保证行走 6 000~10 000 步,身体活动的消耗量在 300~500 千卡。一般来说,主动身体活动至少要在 40~50 分钟以上,老年人的时间可以略长。

(2) 经常进行中等强度的有氧运动。以每天进行,坚持不懈为最佳。运动强度的判定国际上通用代谢当量(MET)表示。代谢当量相对于安静休息时身体活动的能量代谢水平,1MET 相当于每千克体重每分钟消耗 3.5 毫升的氧,或每千克体重每分钟消耗 1.05 千卡能量的活动强度。一般以≥6MET 为高强度,3~5.9MET 为中等强度,1.1~2.9MET 为低强度。

(3) 合理选择运动量。保证有益于健康的身体活动总量,应牢记以下几点:少动比不动好,多动比少动好,贵在坚持,适度量力。

(4) 日常生活坚持少静多动。日常活动是一个人身体活动总量和能量消耗的重要组成部分,居家和出行要有意安排尽量多的步行、上下楼等消耗体力的活动,培养少静多动的习惯,有助于保持健康体重。

(5)积极参加体育和娱乐活动。休闲体育运动和文化娱乐活动也是日常锻炼身体的好方式。

12. 如何达到适宜的运动量

《中国居民膳食指南(2016)》指出,各年龄段人群都应天天运动,保持健康体重。成年人每周至少进行 5 天中等强度身体活动,累计 150 分钟以上。主动身体活动最好每天 6 000 步。

一般来说,每天日常家务和职业活动等消耗量相当于 2 000 步左右,主动性身体活动至少应 40 分钟,相当于年轻女性每天快走 6 000 步的运动量。年龄超过 60 岁的女性完成 6 000 步的时间可以略长些。成人每天活动量相当于快走 6 000 步的活动有:骑车 40 分钟、游泳 30 分钟、太极拳 60 分钟、网球 30 分钟、瑜伽 60 分钟、快走或慢跑 40 分钟等。相当于 6 000 步的活动量可以一次完成,也可以分 2~3 次完成。

根据不同年龄段和不同运动习惯,可以选择不同的运动方式和运动强度。成年人可以选择快走、游泳、球类活动、跳舞等活动方式,老年人可以选择中速走、广场舞等活动方式。快步走是一种很好的身体活动,适合大多数人。先给自己设定一个较低目标,循序渐进,逐步提升运动量,同时寻找和培养自己感兴趣的运动方式,把运动变成习惯。

13. 如何判断和达到"吃动平衡"

人体能量代谢的最佳状态是达到能量摄入与能量消耗的平衡。这种平衡能使机体保持健康并胜任必要的社会生活。能量代谢不平衡,即能量过剩或缺乏都对身体健康不利。

体重变化是判断一段时期内能量平衡与否最简便易行的指标。每个人可根据自身体重的变化情况适当调整食物的摄入量和身体运动量。在能量消耗的 3 个主要部分,身体活动是唯一能自我调节的能量消耗。只有通过身体活动,才能达到吃动平衡。如果发现体重持续增加和减轻,就应引起重视。家里准备一个电子体重秤,经常测量一下早晨空腹时的体重,注意体重变化,随时调整"吃"与"动"的平衡。

14. 体重不健康对身体有哪些危害

体重不健康包括超重肥胖与消瘦低体重。

肥胖严重危害成年人的健康,超重肥胖与糖尿病、心脑血管疾病、癌症、变形性关节炎、骨端软骨症、月经异常、妊娠和分娩异常等多种疾病有明显的关系,还可增加疾病死亡的危险性。近年来,随着儿童肥胖率的增加,肥胖对儿童健康的影响也引起了人们的广泛关注。肥胖不仅影响儿童的身体形态和功能,也会对他们的心理健康造成伤害。另外,儿童肥胖还会向成年期延续,包括肥胖体型的延续、与肥胖相关的行为和生活方式的延续及其健康危害的延续。国内外大量的流行病学调查表明,肥胖与死亡率之间有明显的关系。肥胖导致死亡率增加的原因是肥胖增加了许多慢性病的发病风险。肥胖不仅导致机体代谢发生障碍,而且影响多个器官的功能。2012年中国居民慢性病死亡率为 533.0/10 万,其中心脑血管病、癌症和慢性呼吸系统疾病占全部死亡数的 79.4%。从地理分布看,西部高于中部,中部高于东部。

体重过低说明身体营养不良,可以影响未成年人身体和智力的正常发育;成年人体重过低可出现劳动能力下降、骨量丢失和骨折、胃肠功能紊乱、免疫力低下、女性月经不调和闭经、贫血、抑郁症等多方面病理表现(图 6)。

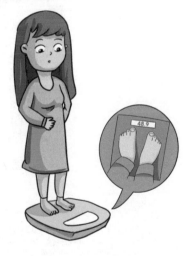

图 6　关注体重变化

15. 如何纠正体重异常

(1) 超重肥胖者应在控制总能量的基础上平衡膳食,加强运动增加能量消耗。一方面建议能量摄入每天减少 300~500 千卡,严格控制烹调用油和脂肪的摄入,适量控制精米白面和肉类,保证蔬菜水果和牛奶的摄入充足。另一方面增加身体活动以消耗过多的能量,每天累计达到 60~90 分钟中等强度有氧运动,每周 5~7 天;抗阻力肌肉力量锻炼隔天进行,每次 10~20 分钟。

（2）消瘦低体重者应在增加能量摄入的基础上平衡膳食，适量运动。首先要排除基础疾病，然后评估进食量、能量摄入水平、膳食构成、身体活动水平、身体成分构成（可通过人体成分分析仪测定）等。根据目前健康状况、能量摄入量和身体活动水平等实际情况，逐渐增加能量摄入至相应的推荐水平，或稍高于推荐量，可适当增加谷类、牛奶、蛋类和肉类食物摄入，通过均衡饮食达到逐渐增重的目的，而不能通过摄入过多的高脂高糖食物（如含糖饮料、肥肉等）增重（图 7）。

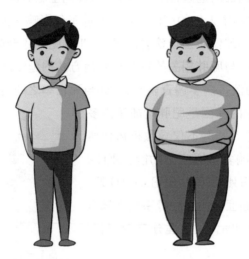

图 7　正常与肥胖体型对比

16. 关于健康体重的认识误区及危害有哪些

过去，肥胖被认为是健康富足的象征，所以没有人把肥胖当成病态的表现，尤其是胖娃娃，更是备受家长、爷爷奶奶等长辈的宠爱。直到 20 世纪 80 年代，经过医学家研究证实，肥胖不是健康，而是一种慢性代谢疾病。还有一些人，盲目追求"豆芽菜"式的身材，认为这种弱不禁风的身材是一种美，这些都是陷入了所谓的"健康体重"的一种误区。

目前我国肥胖症的患病率逐年上升，尤以大中城市发病率为高，居民的肥胖问题，特别是儿童肥胖，已经成为一个严重的公共卫生问题。

肥胖对儿童和青少年的生长、发育会产生一定影响。肥胖少年儿童易出现高血压、血脂异常症及糖代谢异常，严重的可以发生糖尿病，从而加速动脉硬化的形成,使得成年后心脑血管疾病发病时间提前。

青少年尤其是女孩往往为了减肥盲目节食,引起体内新陈代谢紊乱,抵抗力下降,严重者可出现低血钾、低血糖、易患传染病,甚至由于厌食导致死亡。

17. 我国居民体重异常的流行趋势如何

随着经济转型带来的膳食结构改变和身体活动减少,我国肥胖症发病率迅速增加。在城乡居民超重肥胖问题凸现的同时,我国居民特别是贫困地区人群营养缺乏形势依旧严峻,儿童低体重、生长迟缓等问题尤为突出。

(1) 超重肥胖发生率上升:《中国居民营养与慢性病状况报告(2015)》显示:2012 年 18 岁及以上成年男女平均体重分别为 66.2 千克和 57.3 千克,城市大于农村。与 2002 年相比城乡均上升,农村增幅大于城市。6~17 岁,男女各年龄组类似。城市平均分别增加 3.6 千克与 2.1 千克,农村平均分别增加 4.7 千克和 3.4 千克。

按照中国标准,2012 年 18 岁及以上成年超重率为 30.1%,肥胖率为 11.9%,男性高于女性,城市高于农村。与 2002 年相比,超重率和肥胖率分别上升 7.3% 和 4.8%。6~17 岁儿童青少年超重率和肥胖率分别为 9.6% 和 6.4%,男女城乡差别同上。与 2002 年相比,超重率和肥胖率分别上升 5.1% 和 4.1%。2013 年 6 岁以下儿童超重和肥胖率分别为 8.4% 和 3.1%,与 2002 年比分别增加 1.9% 和 0.4%。

(2) 生长迟缓与消瘦或低体重等发生率下降:成年以低体重、儿童青少年以生长迟缓与消瘦为营养不良的表现。2012 年 18 岁及以上成年平均低体重率为 6.0%,男女相同,其中 18~44 岁、45~59 岁、60 岁及以上三组分别为 7.5%、2.5%、6.1%。与 2002 年比,成年下降 2.5%,18~44 岁组略有升高,45 岁以上两组下降显著,几乎达一半。2012 年 6~17 岁儿童青少年生长迟缓率为 3.2%,消瘦率为 9.0%,农村大于城市,男性大于女性。与 2002 年相比,生长迟缓率降低 3.1%,消瘦率降低 4.4%,农村降幅大于城市。2013 年 6 岁以下儿童低体重率为 2.5%,男女相近。消瘦率为 2.0%,均处于低水平。与 2002 年相比,低体重率下降 3.2%,农村改善显著。

18. 全球体重异常的流行趋势如何

生活方式现代化、膳食结构改变和身体活动减少，使超重和肥胖症的患病率，无论在发达国家或发展中国家的成年人或儿童中，都在以惊人的速度增长，经济发达国家和经济迅速增长国家中的增长速度更为突出，成为一个日趋严重的健康问题。根据世界卫生组织公布的数据，2016 年，全球成人超重率达 39%，肥胖率达 13%。5~19 岁儿童和青少年的超重和肥胖流行率从 1975 年的 4% 大幅上升到 2016 年的 18% 以上。5 岁以下儿童超重人数达到 4 100 万，其中近半数生活在亚洲。

全球超重和肥胖率快速上升的同时，许多低收入和中等收入国家目前正面临"双重疾病负担"。这些国家在继续应对传染病和营养不良等问题的同时，也正在经历肥胖和超重等非传染性疾病高危因素的迅速增长，曾一度被视为是高收入国家问题的超重和肥胖，如今在低收入和中等收入国家，尤其是在城市中呈上升发展趋势。比如自 2000 年以来，非洲 5 岁以下儿童的超重人数已增加近 50%。在同一地区、同一社区甚至同一家庭内营养不良和肥胖共存的情况并不罕见。

二、健康体重
之营养指导

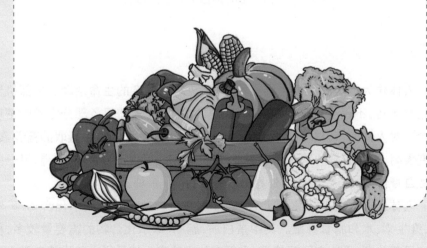

本部分着重介绍基础营养知识。人体营养需求与健康体重息息相关,要保持健康体重,有必要先了解人体需要的营养素及其作用和需要量。本部分旨在帮助大家认识蛋白质、脂肪、碳水化合物、维生素、矿物质、水等的基本概念,生理作用,主要食物来源,人体适宜需要量以及过量或不足的危害等相关知识。同时,对食物能量的概念进行了阐述,介绍了人体能量的来源,以及能量的消耗方式等。

19. 什么是营养和营养素

　　从字义上讲"营"的含义是经营、谋求,"养"的含义是养生,营养就是谋求养生。因此,营养是指机体从外界摄取食物,经过体内消化、吸收和 / 或代谢,得以维持机体生长发育和各种生理功能,这一连续过程叫营养。它是一个动态的过程。

　　营养素是食物中可以被人体吸收利用的物质,即食物中可给人体提供能量、机体成分和组织修复以及生理调节功能的化学成分。凡是能维持人体健康以及提供生长、发育和劳动所需要的各种物质均称为营养素。为了保证身体正常发育和健康,人们从食物中获取生命必需的各种营养素。

　　所有的食物中都含有一类或多类不同数量的营养素,每类营养素都发挥其特定的作用。食物中某种营养素的含量高,不一定其营养价值就高,要看它的整体营养素组成及其比例才能确定其营养价值高低。

20. 人体需要哪些营养素

　　人体作为一个庞大的生物机器,每天进行着复杂的生命活动。一部机器的正常运转,不仅要有牢固的框架,完整的零部件,还需要各部分之间的密切配合。对人体而言,这一切生命活动的基础,均来自从食物中摄取的营养素。研究表明,人体所需的营养素不下百种,其中一些可由自身合成、制造,另一些无法自身合成、制造,必须由外界摄取的约有 40 余种。

　　人体所必需的营养素有七大类,分别是蛋白质、脂肪、碳水化合物、矿物质、维生素、水和膳食纤维。其中蛋白质、脂肪、碳水化合物的需要量较多,称为宏量营养素,也称产能营养素,它们在体内能产生能量供人体维持正常生命活动。矿物质和维生素也是不可缺少的重要营养素,因需要量比较少,称为微量营养素。

21. 如何认识人体能量

　　能量作为营养学的基础,决定和影响着人体的一切生命和身体活动,如果体内的能量代谢停止了,生命也就停止了。"生命在于运动",运动来源于能量的支持。人体的运动,不仅仅包括身体活动及体育锻炼,还包括机体各个组织和器官的活动,如心脏的跳动,肺的舒张和收缩,胃及肠道的蠕动,肌肉收缩,神经系统的活动,物质的合成和分解等。这种能量需求即使在我们静止不动如睡眠时也在继续。

　　国际上通用的能量单位为焦耳(J),营养学上由于数值较大,通常采用千焦(kJ)作为单位。但以往也经常以千卡(kcal)作为能量单位。焦耳与卡之间的换算关系为:

$$1 卡(cal) = 4.184 焦(J)$$
$$1 千卡(kcal) = 4.184 千焦(kJ)$$
$$1 千焦(kJ) = 0.239 千卡(kcal)$$

　　对于健康人来说,能量代谢的最佳状态是能量平衡,也就是能量的摄入量和需要量相等。如果摄入的总能量高于身体需要量,多余的能量将转化为脂肪储存在体内,长此以往,将导致超重、肥胖及相关的慢性病。相反,摄入的总能量低于消耗量,机体就会动用体内的能量储备,长期摄入不足会导致生长发育迟缓、消瘦等。

22. 人体能量的来源是什么

　　不同于植物的能量来源于光合作用,人类的能量主要来源于所摄入的动、植物性食物。食物中的蛋白质、脂肪和碳水化合物可以在体内经氧化而释放能量,因此称为"产能营养素"。除此以外,酒类等中的乙醇也能提供较高的能量。

　　每克碳水化合物、脂肪和蛋白质在体内氧化产生的能量值称为"能量系数"。食物中每克碳水化合物、脂肪和蛋白质在体外完全燃烧可分别产生约17.15千焦、39.5千焦和23.64千焦的能量。这些营养素随食物被人体摄入后,在消化道内并不能被完全消化吸收,消化率也各不相同,即使消化后,在体内也不一定完全彻底被氧化分解产生能量。碳水化合物和脂肪在体内产生的能量和在体外相同,而蛋白质在体内则不能被完全氧化。一般混合膳食中碳水化合物的消化率为98%,脂肪为95%,蛋白质为92%。在营养学的实际应用中,食物中这三种产能营养素实际产能多少,按下列换算系数进行:1克碳水化合物=16.7千焦(4.0千卡),1克脂肪=36.7千焦(9.0千卡),1克蛋白质=16.7千焦(4.0千卡)。因此,不同种类的食物,体内消化吸收后产生的能量是不同的,人们可以根据以上的能量换算系数,有针对性地选择高能量或低能量的食物,以满足机体对能量的需求。

23. 人体能量有什么作用

人体内通过食物产生的能量被机体利用而消耗。人体的能量消耗主要包括三方面:基础代谢、身体活动和食物热效应。对于孕妇来说,还包括子宫、乳房、胎盘的生长和体脂储备以及胎儿的生长发育;乳母则需要额外的能量用于合成乳汁;婴幼儿、儿童青少年还应包括生长发育的能量需要;创伤患者的康复也需要额外的能量。

基础代谢是经过10~12小时空腹和良好的睡眠,清醒仰卧,恒温条件下(一般为22~26℃),无任何身体活动和紧张的思维活动,全身肌肉放松时所需的能量消耗。此时机体处于维持最基本的生命活动状态,能量消耗主要用于维持体温、心跳、呼吸、各器官组织和细胞功能等最基本的生命活动。

身体活动是影响人体总能量消耗变动最大的因素。人体在生理情况基本相同的情况下,基础代谢所消耗的能量是相近的,而身体活动则相差较大,并且这一部分能量消耗在总能量消耗中占了较大的比例。人体在运动或活动时肌肉需要能量以完成各种动作,因而增加了能量的消耗。

食物热效应,也称为食物特殊动力作用,是指人体在摄取食物后,对食物中的营养素进行消化、吸收、合成以及营养素与营养素代谢产物之间相互转化所消耗的能量。食物热效应的最高点通常出现在进食后2小时内,不同食物成分的热效应也不同。摄取碳水化合物、脂肪、蛋白质分别可使能量消耗增加5%~10%、0~5%、20%~30%,一般混合膳食可使能量消耗增加10%。

24. 要保持健康体重,每天应该摄入多少能量

保持健康体重必须掌握一套可以长期坚持下去的营养均衡的饮食方法,那么一天吃多少食物才是合适的、健康的? 我们通常用"千卡"来描述食物所

含的能量,说到保持健康体重,实际上就是控制总能量的摄入。我们一天究竟应该吃多少能量的食物才合适呢?

每个人对于能量的需求和体重有关,也和个人的活动量有关,比如一个70千克体重的人,中度强度身体活动每天需要的能量约为2 100千卡,意味着他每天摄入的能量不超过2 100千卡,那么他的体重通常不会增加。一般每天少吃500千卡,一周体重大约可以降低0.5千克。一般情况下,正常体重的成年女性每天平均摄入1 800千卡能量,男性每天平均摄入2 100千卡的能量,就能维持健康体重了。

一般情况下,食物中的能量因为含有的蛋白质、碳水化合物以及脂肪这三大人体所需营养素的含量不同而有所不同,平均1克蛋白质或碳水化合物可以产生4千卡能量,1克脂肪可以产生9千卡能量,可以查阅食物成分表对摄入的食物能量进行计算。目前也有很多智能手机应用软件可以帮你快速计算食物能量,达到精确控制能量摄入的目的。

25. 基础代谢消耗多少能量

基础代谢是维持人体最基本生命活动所必需的能量消耗,是人体能量消耗的主要部分,约占人体总能量消耗的60%~70%。但具体到个体的基础代谢对能量的消耗因人而异,甚至每个个体在不同状态下的基础代谢也不同。一般成年男性基础代谢的能量消耗为每天1 600千卡,女性为1 300千卡。影响基础代谢的主要因素有:

(1) 体型和机体构成:基础代谢随体表面积的增加而增高。瘦高者的基础代谢率高于矮胖者。

(2) 年龄:婴幼儿时期是整个生命过程中代谢最活跃的阶段,青春期也是一个较高的代谢阶段,成年后随着年龄的增长,代谢率逐渐下降。

(3) 性别:相同年龄和体表面积的情况下,男性的基础代谢水平比女性高5%~10%。

(4) 内分泌:激素对细胞的代谢起调节作用,内分泌异常时会影响基础代谢率。甲状腺素和肾上腺素可提高基础代谢率,去甲肾上腺素则可使基础代谢率下降25%。

(5) 应激状态:发热、创伤、心理等应激状态可升高基础代谢。睡眠、情绪等也可能影响基础代谢。

26. 身体活动消耗多少能量

除基础代谢外,身体活动消耗的能量是影响人体总能量消耗的最重要部分,约为总能量消耗的 15%~30%。成年人每天能量消耗量大约在1 600~2 400 千卡,15% 大约就是 240~260 千卡。

身体活动一般分为职业活动、交通活动、家务活动和主动性运动等。由于身体活动水平的不同,导致人体能量需要量也不同。静态或轻体力活动者,其身体活动的能量消耗约为基础代谢的 1/3,运动员等重体力活动者,总能量消耗能达到基础代谢的 2 倍。

根据能量消耗水平的不同,我国一般将身体活动分为 3 个等级,从而可以根据劳动强度决定所需要的能量供应。
①轻体力活动:包括一般的办公室工作、售货员、酒店服务员、打扫卫生、看护小孩、修理钟表电器等以坐姿为主或水平面上走动(速度在 4~5 千米 / 小时)的活动;②中等体力活动:包括行走(速度在5.5~6.5 千米 / 小时)、学生日常活动、机动车驾驶、骑自行车、电工安装、车床操作等活动;③重体力活动:包括非机械化农业劳动、炼钢、体育运动、装卸工、采矿、登山等(图 8)。

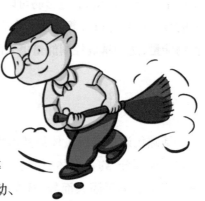

图 8　轻体力活动

27. 什么是蛋白质

蛋白质是生命的物质基础,是构成人体组织器官的支架和主要物质,它是与生命及生命活动紧密联系在一起的物质,可以说没有蛋白质就没有生命活动的存在。机体中的每一个细胞和所有重要组成部分都有蛋白质参与。蛋白质约占人体重量的 16%,即一个体重 60 千克的成年人其体内约有蛋白质9.8 千克。人体内蛋白质的种类很多,但都是由 20 种氨基酸按不同比例组合而成的,从而使蛋白质多达 10 万种以上,它们的结构、功能千差万别,才形成了生命的多样性和复杂性。被摄入的蛋白质在体内经过消化分解成氨基酸,吸收后在体内主要重新按一定比例组合成人体蛋白质,同时新的蛋白质又在不断代谢与分解,此过程始终处于动态平衡中。

构成人体蛋白质的有 20 种氨基酸。其中,9 种为必需氨基酸。必需氨基酸指人体不能合成,必须从食物中直接获得的氨基酸。这 9 种氨基酸分别是:异亮氨酸、亮氨酸、赖氨酸、蛋氨酸、苯丙氨酸、苏氨酸、色氨酸、缬氨酸和组氨酸。

28. 蛋白质有什么生理作用

(1) 构造人的身体:蛋白质是一切生命的物质基础,人体的每个组织都是由蛋白质组成。

(2) 修补人体组织:人的身体由无数个细胞组成,它们处于永不停息的衰老、死亡、新生的新陈代谢过程中,这些过程都需要有蛋白质的参与。例如年轻人的表皮 28 天更新一次,而胃黏膜两三天就要全部更新。

(3) 维持机体正常的新陈代谢和各类物质在体内的输送:比如血红蛋白能输送氧气。

(4) 维持机体的抵抗力:蛋白质组成多种免疫细胞和免疫蛋白,当蛋白质充足时,这个机体防御部队就很强大;反之,则身体的抵抗力低下。

(5) 构成人体必需的各种酶:我们身体有数千种酶,每一种只能参与一种生化反应,相应的酶数量充足,各种反应就能顺利、快捷地进行,人体才能维持正常的新陈代谢和各项功能的正常发挥。

(6) 激素的主要原料:激素具有调节体内各器官的作用。

(7) 构成神经递质:维持神经系统的正常功能。

(8) 提供能量:每克蛋白质可以提供 4 千卡的能量。

29. 蛋白质的主要食物来源是什么

蛋白质从来源上分,可分为植物性蛋白质和动物性蛋白质。植物性蛋白质是来源于植物的蛋白质,主要是谷类,谷类中蛋白质含量在 8% 左右。谷类也是居民的主食,是膳食蛋白质的主要来源。其次是豆类,特别是大豆,其中蛋白质的含量高达 35%~40%,在体内的利用率也较高,是优质的植物蛋白。

动物性蛋白质是主要来源于动物及其组织的蛋白质,比如各种畜肉、禽肉、海产品、蛋类、奶类等。动物蛋白是蛋白质的主要来源,此类蛋白质质量好、利用率高。蛋类中含蛋白质 11%~14%,乳类一般为 3%~3.5%。

一般而言,动物蛋白的营养价值优于植物蛋白。在保证足量蛋白质摄入的同时,还应保证有一定数量的优质蛋白质,动物蛋白质和大豆蛋白质应占蛋白质总量的 30%~50%(图 9)。

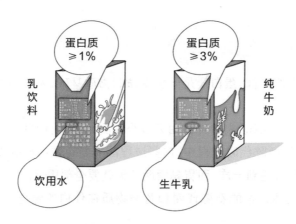

图9　纯牛奶和乳饮料提供的蛋白质对比

30. 蛋白质摄入过多或不足有什么危害

根据不同年龄段、不同生理阶段的需求,我国制定了居民膳食中蛋白质的参考摄入量。摄入适量的蛋白质才能维持正常的生命活动。

当蛋白质摄取不足时,会出现新生细胞生成速度减慢、生长发育迟缓、体重减轻、身材矮小、容易疲劳、抵抗力降低、贫血、病后康复缓慢、智力下降等状况。对于成年人,出现肌肉消瘦、机体免疫力下降、贫血,严重者将产生水肿。对于未成年人,则生长发育停滞、贫血、智力发育差、视觉差。

相反,若长期蛋白质摄入量过剩,超出人体所需,过量的蛋白质非但难以消化吸收,反而会造成胃肠、肝脏、胰脏和肾脏的负担,进而造成胃肠功能紊乱和肝脏、肾脏的损害,对身体不利。

31. 什么是脂类

脂类是脂肪和类脂的总称。正常人体脂类占体重的 14%~19%,肥胖者可超过 30%。人体脂类中脂肪约占 95%,类脂约占脂类的 5%。由于构成脂肪的脂肪酸结构的不同,脂肪所呈现出来的形态也不同。一般而言,长链饱和脂肪酸构成的脂肪在常温下为固态,常称为脂,比如动物油;不饱和脂肪酸构成的脂肪在常温下一般为液态,常称为油,比如花生油等植物油。

类脂包括磷脂、固醇及其酯。通常所说的磷脂泛指大豆卵磷脂。日常我们食用磷脂的主要来源是大豆和蛋黄。除此之外,牛奶、动物的脑、骨髓、心脏、肺脏、肝脏、肾脏以及大豆和酵母中都含有卵磷脂,但营养较完全的是大豆、蛋黄和动物肝脏。

固醇类也是一种重要的脂类,人体中最主要的固醇类化合物是胆固醇。人体每千克体重约含有 2 克胆固醇,食物的主要来源是肉类、肝、内脏、蛋黄、奶油等。

32. 脂肪具有什么生理作用

脂肪是人体必需营养素之一,与蛋白质、碳水化合物合称为三大产能营养素。主要生理作用包括:

(1) 脂肪是重要的身体组成成分,为身体提供和储存能量。正常人含脂类 14%~19%。脂肪是人体重要的能量来源,合理膳食能量中 20%~30% 是由脂肪提供的。1 克脂肪在体内燃烧可以产生 9 千卡的能量,是相同质量三大产能营养素中产能量最高的。

(2) 促进脂溶性维生素的吸收。脂肪是脂溶性维生素的良好载体,如果膳食中缺乏脂肪或者脂肪吸收障碍,会引起体内脂溶性维生素不足或缺乏。

(3) 提供机体必需脂肪酸。必需脂肪酸是指人体不可缺少而自身又不能合成,必须通过食物供给的脂肪酸。亚麻酸和亚油酸是人体必需的两种脂肪酸。

(4) 脂肪可维持体温恒定,保护脏器。

(5) 磷脂具有维持生物膜的结构和功能、参与脑和神经组织的构成、运输脂肪等功能。

(6) 固醇类是合成维生素和激素的原料。

33. 脂肪的主要食物来源是什么

食用油脂含有 100% 的脂肪。另外含脂肪丰富的是动物性食物和植物中的坚果类食物。动物性食物中,猪肉的脂肪含量高于牛、羊肉,猪肉除瘦猪肉之外,脂肪含量都在 30% 以上,即使瘦猪肉也在 6% 左右,而瘦牛、羊肉通常在 5%。禽类如鸡、鸭等的含量较低,通常低于 10%。鱼类脂肪含量多数在 5% 左右,并且其主要含有不饱和脂肪酸。因此,我们提倡多食用鱼类、禽类,减少高脂肪含量的畜肉类的摄入,尤其是老年人,要多吃鱼少吃肉。在保证机体必需脂肪摄入的情况下,从脂肪含量的角度考虑,无腿的鱼类优于两条腿的禽类,两条腿的禽类优于四条腿的畜类。

植物性食物中坚果类如花生、核桃、葵花子中脂肪含量较高,但其主要成分是多不饱和脂肪酸,因此建议摄入一定量的坚果类食物。

34. 脂肪摄入的适宜量是多少

根据中国营养学会制定的《中国居民膳食营养素参考摄入量》,我国成年人膳食中由脂肪提供的能量占总能量的适宜百分比为 20%~30%,其中饱和脂肪酸不能超过 10%。0~6 个月婴儿脂肪的摄入量占总能量的适宜百分比为 48%,7~12 个月为 40%,1~3 岁由 40% 逐渐降低到 35%。4~17 岁儿童青少年的适宜摄入比例与成人相同。

过多的脂肪摄入,如果超过机体需要,就会在身体内堆积,造成体脂含量升高,继而形成超重甚至肥胖,并引发其他心血管疾病等慢性病。但如果脂肪摄入过少,造成机体总能量摄入低于总能量消耗,会造成机体逐渐消瘦,同时,脂肪摄入过少,还会影响机体其他的一些功能,比如影响脂溶性维生素的吸收等。

在摄入适量脂肪的同时,应保证必需脂肪酸的数量,适量增加不饱和脂肪酸的比例,即百姓比较熟悉的 EPA、DHA 等,此类不饱和脂肪酸可保护心脑血管。同时,尽可能少食用含有反式脂肪酸的加工食品。

35. 碳水化合物及其来源是什么

碳水化合物也称为糖类,之所以被称为碳水化合物,是因为此类物质是由碳、氢、氧三种元素组成,含有和水一样的氢氧比例,故称此类化合物为碳水化合物。碳水化合物是一个大家族,根据糖分子链的长短,可以分为单糖、双糖、糖醇、寡糖和多糖。

单糖是最简单的糖,也就是通常条件下不能再被分解为更小的糖。常见的单糖有葡萄糖、果糖和半乳糖。葡萄糖不仅是最常见的糖，同时也是世界上最丰富的有机物。果糖主要存在于水果中，蜂蜜中也存在较高的果糖。果糖是天然碳水化合物中甜味最高的糖。如果蔗糖的甜度是1，则果糖的甜度可达到1.1。

双糖是由两个单糖分子缩合而成的糖，常见的有蔗糖、乳糖和麦芽糖等。蔗糖俗称白糖、红糖或砂糖。蔗糖几乎普遍存在于植物界的花、叶、果实等各处。乳糖主要存在于各种哺乳动物的乳汁中。麦芽糖，顾名思义主要存在于麦芽中。

寡糖又称为低聚糖。常见重要寡糖有低聚果糖、大豆低聚糖等。低聚糖的甜度只有蔗糖的30%~60%。

多糖是指由10个以上的单糖分子组成的糖。主要可以分为淀粉和非淀粉多糖。淀粉是由许多葡萄糖组成的、能被人体消化吸收的多糖，是人类的主要食物，主要存在于谷物、根茎类植物里。非淀粉多糖主要包括纤维素、半纤维素、果胶等，是不能被人体消化吸收的成分，此部分也即俗称的膳食纤维（图10）。

碳水化合物主要来源于谷类、薯类、蔬菜和水果，以及纯碳水化合物如淀粉和糖。

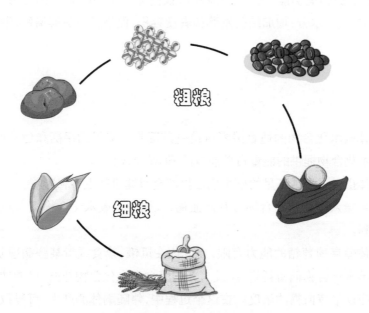

图10　部分碳水化合物的食物来源图例

36. 碳水化合物的生理功能是什么

（1）提供和储存能量：碳水化合物是人类最经济和最主要的能量来源。每克葡萄糖在体内氧化可以产生 4 千卡的能量，维持人体健康所需的能量中，50%~65% 由碳水化合物提供。

（2）构成组织及重要生命物质：碳水化合物是构成机体组织的重要物质，并参与细胞的组成和多种活动。每个细胞都有碳水化合物，其含量为2%~10%。

（3）节约蛋白质：机体需要的能量主要由碳水化合物提供，当膳食中碳水化合物供应不足时，需要动用机体蛋白质产生葡萄糖以满足需要，甚至是动用器官中的蛋白质，就可能对人体及器官造成损害。如果摄入足量碳水化合物就可以减少蛋白质的消耗。

（4）抗生酮作用：当膳食中碳水化合物供应不足时，脂肪酸因不能彻底氧化而产生过多的酮体，以致发生酮血症和酮尿症。如果碳水化合物摄入充足，可防止上述现象的发生。

（5）解毒作用：碳水化合物代谢产生的葡萄糖醛酸能够和体内的毒素结合形成水溶性物质从尿中排出，从而达到解毒作用。

（6）维护肠道功能：果胶、功能性低聚糖等抗消化的碳水化合物，能刺激肠道蠕动，保持水分，增加结肠发酵和粪便容积，促进肠道菌群增殖，维持肠道健康。

37. 碳水化合物摄入过量或不足对人体有什么影响

人体碳水化合物的适宜或者可接受范围基于能量的平衡和适宜比例，一般为碳水化合物提供的能量占总能量的 50%~65%。

人体摄入过量或不足的碳水化合物都会对健康产生不利影响。

过量摄入高碳水化合物可升高血糖，长期的高碳水化合物摄入对糖尿病患者不利。

人体储存葡萄糖的能力有限，当人体在饥饿、禁食或者某些病理状态下，体内的碳水化合物储备耗竭，又没有新的膳食碳水化合物补充，只能动员脂肪发生反应以维持血糖的浓度。在这个过程中，伴随酮体的产生，可导致酮症酸中毒。

38. 什么是矿物质

矿物质又称为无机盐,是人体内各种无机物的总称。人体内含有 60 多种元素,其中 20 多种是维持身体正常生理功能所必需的,称为必需元素,除去碳、氢、氮、氧主要是以有机物形式存在外,其余的均称为矿物质。体内含量大于体重 0.01% 的元素称为常量元素,包括钙、磷、钾、钠、硫、氯、镁等 7 种;含量小于体重 0.01% 的元素称为微量元素,如铁、锌、铜、锰、钴、钼、硒、碘、铬等。常量元素又称宏量元素,是人体必需的且需要量较多的元素,微量元素需要量少。但无论哪种元素,和人体所需蛋白质相比,都是非常少量的。

这些矿物质虽然体内总量少,但同样起着重要的生理功能。比如钙磷等是构成机体组织的重要成分;矿物质为多种酶的活化剂或者组成成分;有一些还作为特殊生理功能物质的组成部分;维持机体的酸碱平衡及组织细胞的渗透压;维持神经肌肉的兴奋性等。

人体内矿物质不足可能出现许多症状,但如果摄取过多,容易引起过剩甚至中毒。所以一定要注意矿物质的适量摄取。

39. 什么是维生素

维生素又名维他命(vitamin),通俗来讲,就是维持生命的元素,是维持人体生命活动必需的一类有机物质,也是保持人体健康的重要活性物质。人体犹如一个复杂的生命化工厂,日夜不停地进行着各种生化反应,其反应与酶的催化作用有密切关系。酶要发生其活性作用,必须有辅酶参加,许多维生素参与了体内酶的合成,是酶的组成分子。因此,维生素是维持和调节机体正常代谢的重要物质。大部分的维生素是以"生物活性物质"的形式存在于人体组织中。

维生素在体内的含量很少,但不可或缺。维生素与蛋白质、脂肪和碳水化合物三大物质不同,在天然食物中仅占极少比例,但又为人体所必需。各种维生素的化学结构以及性质虽然不同,但它们却有着以下共同点:

(1) 维生素均以维生素原(维生素前体)的形式存在于食物中。

(2) 维生素不是构成机体组织和细胞的组成成分,它也不会产生能量,它的作用主要是参与机体代谢的调节。

(3) 大多数的维生素,机体不能合成或合成量不足,不能满足机体的需要,并且不能大量储存于组织中,所以必须通过食物获得。

(4) 人体对维生素的需要量很小,日需要量常以毫克(mg)或微克(μg)计算,但一旦缺乏就会引发相应的维生素缺乏症,对人体健康造成损害。

40. 维生素分哪几类

维生素是一个庞大的家族,根据其溶解性可以分为脂溶性和水溶性两大类(图11)。脂溶性维生素包括维生素 A、维生素 D、维生素 E、维生素 K。脂溶性维生素能溶解于脂肪和有机溶剂,不溶于水;在食物中常常与脂类共存,在体内也大部分储存于脂肪组织中;在肠道中随淋巴系统吸收,随着胆汁少量排出;当长期大量摄入时,可造成蓄积而引起中毒;某种维生素缺乏时,缺乏症状出现较缓慢。

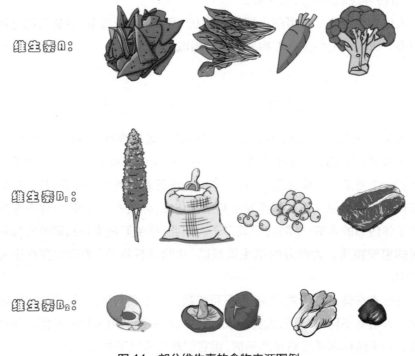

图 11   部分维生素的食物来源图例

水溶性维生素包括维生素 B_1、维生素 B_2、维生素 B_6、维生素 B_{12}、维生素 C、叶酸、泛酸、烟酸、生物素等。水溶性维生素的主要特点是不溶解于脂肪和有机溶剂,溶解于水;满足了机体需要后,多余的部分较容易随尿排出;没有非功能性的单纯储存形式,在体内仅有少量储存;毒性较小;一旦该类营养素缺乏时,缺乏症状出现较快。

41. 日常生活中如何正确选择饮用水

水是人体中含量最多的组成成分,约占人体体重的 60%~70%,在血液中的含量高达 90%,脑组织中可达 80%。水在体内发挥着重要的生理作用。水可以促进食物的消化吸收。水能将营养成分运输到身体的各个组织和器官,同时将代谢废物等通过尿液等排出体外。水也是体温调节系统的重要组成部分,体内能量代谢产生的能量,通过体液传到皮肤,以汗的形式蒸发,从而降温保持体温的恒定。水可以起到润滑的作用,保护内脏、关节等不受摩擦伤害。

为维持正常生命活动,需保持身体处于水的动态平衡状态,也就是每天摄入的水量与排出的水量相当。成人每天通过尿液、出汗、呼吸等排出的水量大概在 2 500 毫升,因此,每天应保证身体摄入 2 500 毫升水(图 12)。考虑到正常饮食中通过食物摄入大概 1 000 毫升,因此,《中国居民膳食指南(2016)》推荐每天通过饮水、喝汤摄入 1 500~1 700 毫升。

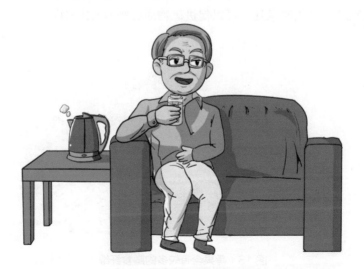

图 12　推荐饮用温热的白开水

我们日常饮水的主要来源有自来水和包装饮用水。按照《食品安全国家标准包装饮用水》(GB 19298—2014)规定,包装饮用水可分为饮用纯净水和其他饮用水。矿物质水、蒸馏水、冰川水、离子水、小分子水、苏打水、弱碱性水、富氧水等各种概念水，它们在生理功能上与白开水没有实质区别。这类名称均不符合国家规定，已不允许使用。白开水制取简单、经济实惠，是满足人体健康最经济实用的首选饮用水。

42. 膳食纤维对人体健康的影响有哪些

膳食纤维对人体健康有极大的好处，越来越受重视。

比如有些人做菜时扔掉的芹菜上的"筋"、蒜苗里的"丝"、韭菜里的"渣"等都是对人体健康有利的膳食纤维。膳食纤维在多方面具有对健康的积极作用。肠道健康方面，膳食纤维对促进良好的消化和排泄固体废物有着举足轻重的作用。适量地补充纤维素，可使肠道中的食物增大变软，促进肠道蠕动，从而加快排便速度，防止便秘和降低肠癌的风险。可以促进肠道益生菌的生长，增加肠道的屏障功能和免疫性。膳食纤维中的果胶可延长食物在肠内的停留时间、降低葡萄糖的吸收速度，使进餐后血糖不会急剧上升，有利于糖尿病病情的改善，可降低Ⅱ型糖尿病的发病风险。可以减少消化过程对脂肪的吸收，从而降低血液中胆固醇、甘油三酯的水平，有利于高血压、心脑血管疾病的防控，预防脂类代谢紊乱。可以促进矿物质的吸收（图13）。

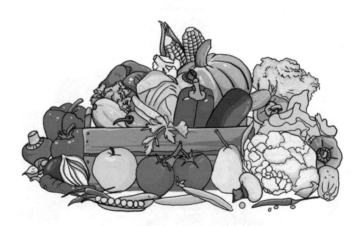

图 13　蔬果含有较多的膳食纤维

同时富含膳食纤维的食物大多体积大，但能量密度低，食用后可增加饱腹感，在能量平衡和体重控制上有较好的作用，因此受到了减肥人群的青睐。

虽然有诸多益处，但也不是越多越好，当摄入过多时，容易产生胃肠充盈和不舒服的感觉，同时会影响到其他营养素的吸收，不适合食欲较差的儿童和老年人食用。

　　建议成人膳食纤维适宜摄入量为每天 25~30 克，并且鼓励每天谷物的 1/3 为全谷物食物，蔬菜水果摄入至少达到 500 克以上。

43. 如何正确认识营养补充剂

　　营养补充剂主要是指蛋白质（蛋白质粉）、鱼油（DHA）、维生素（如维生素 A、B 族维生素、维生素 C、维生素 D 和维生素 E 等）、矿物质（如钙、铁、锌、硒）和膳食纤维，这些成分或独立成为产品，或互相组合成复合制剂。其中除氨基酸、维生素、矿物质等营养素之外，还可以有草本植物或其他植物成分，或以上成分的浓缩物、提取物或组合物组成。如常见的多维维生素片、维生素 C、钙片、鱼油等。其功能主要是补充人体所需营养素。

　　正确服用营养素可以弥补膳食的不足，并有益身体健康，尤其是对儿童、孕妇、老年人、慢性病患者等特殊人群。服用营养补充剂要有针对性，因人而异，不能"老幼皆宜"，更不能动辄"全民"进补；另外，要注意服用剂量适宜，不能过多，更不能随便加量或者重复服用。总之合理服用营养补充剂，既不能夸大其作用滥用，也不能全部否定。

三、健康体重
之膳食指导

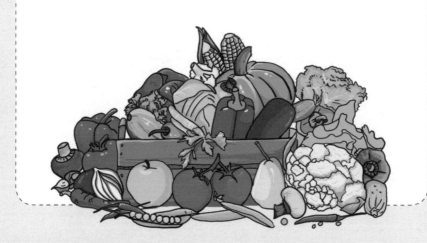

食物没有好坏之分,对人体健康和控制体重最好的膳食是平衡膳食。本部分重点强调了我国居民常用食物的种类、它们各自的营养价值和食用时的注意事项等;介绍了谷物、薯类、豆类、蛋类、乳类、新鲜的水果和蔬菜等食物的营养价值及食用时注意事项,并对干果、纯能量食物如植物油和动物脂肪、淀粉类食物等也做了简单介绍,指导大家正确认识添加糖和酒类等食物。

44. 食物有好坏之分吗

人们摄取食物不仅是为了充饥或解馋,更是为了保证身体正常发育,人们从食物中获取生命必需的各种营养素。从营养方面讲,食物本身无好坏之分,不同种类的食物营养各有特点,没有任何一种食物可以满足人体所需的全部能量和营养素,更不是价格越高的食物越有营养。关键是食物多样、合理搭配和科学烹调。为此,必须正确了解人体需要的各种食物的营养成分,以做到合理利用营养素,平衡膳食,保证身体健康(图14)。

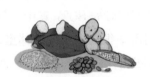

谷薯类
平均每天3种以上,每周5种以上

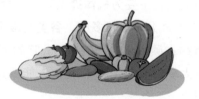

蔬菜水果类
平均每天4种以上,每周10种以上

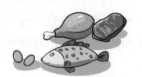

畜、禽、鱼、蛋
平均每天3种以上,每周5种以上

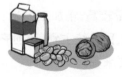

奶、大豆、坚果
平均每天2种以上,每周5种以上

烹调油等纯能量食物

图14 食物多样,合理搭配

我国食物品种齐全,种类多样,中华饮食文化历来重膳食,讲营养。《黄帝内经》中就已提出"五谷为养,五果为助,五畜为益,五菜为充"的饮食原则,其本质就是食物无好坏,饮食要多样。

《中国居民膳食指南（2016）》把食物分为五大类：第一类为谷类、薯类、杂豆类，主要提供碳水化合物、蛋白质和 B 族维生素，是膳食的主要能量和蛋白质来源；第二类为动物性食品，包括畜、禽、蛋、奶、水产品等，主要提供蛋白质、脂肪、膳食纤维、矿物质、维生素 A 和 B 族维生素；第三类为大豆及豆制品，主要提供蛋白质、脂肪、膳食纤维、矿物质和 B 族维生素；第四类为蔬菜、水果，主要提供矿物质、维生素 C、胡萝卜素和膳食纤维；第五类为纯能量食物，包括动植物油脂、食用糖和白酒、淀粉等，主要提供能量。

45. 谷类食物能够提供哪些营养

谷类食物包括小麦（面粉）、稻谷（大米）、玉米、小米、高粱、荞麦等。谷类食物是人体最主要、最经济的能量来源。《中国居民膳食指南（2016）》倡导以谷类食物为主。谷类含有多种营养素，以碳水化合物的含量最高，而且消化利用率也很高。

谷类食物主要为机体提供碳水化合物。谷类所含的营养素主要是碳水化合物，主要成分是淀粉多糖。谷类含碳水化合物 70%~80%，其中淀粉多糖平均含量约占碳水化合物的 90%，它的消化利用率很高。要控制体重，需注意不要吃太多的谷类食物，以免摄入能量过多，超出我们身体的需要从而造成脂肪堆积。

谷类食物还能给我们提供一定的植物性蛋白质。经测定，谷物的蛋白质含量为 8%~15%，以燕麦最多为 15.6%，小麦为 10%，大米和小米为 8% 左右。谷粒外层蛋白质含量较高，精加工的米、面比粗米、标准粉中的植物蛋白质含量低。谷类是我国人民传统主食，目前它仍是我国居民、特别是贫困地区居民的膳食蛋白质的主要来源。

除了碳水化合物和蛋白质以外，谷类中还含有丰富的 B 族维生素和矿物质。其中维生素 B_1、维生素 B_2、尼克酸含量较多，另外，小米、玉米中还含有胡萝卜素，谷类胚芽中含有较多的维生素 E。谷类中的矿物质主要是钙、磷、钾、铁、铜、锰、锌等，其中一半为磷。谷类中的维生素大部分集中在胚芽、糊粉层和谷皮中，而矿物质大部分集中在谷皮和糊粉层中。粗加工的谷类食物对保持人体各营养成分的平衡更有益。因此，为了营养均衡，加工谷类时应尽可能少破坏谷类的糊粉层。

谷类中脂肪含量较少,大部分为不饱和脂肪酸,小麦、玉米胚芽含大量油脂,不饱和脂肪酸占80%以上(图15)。

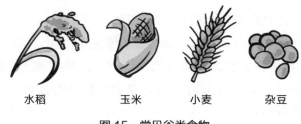

水稻　　　　玉米　　　小麦　　　杂豆

图15　常见谷类食物

46. 食用谷类食物时应该注意什么

在谷类的蛋白质必需氨基酸含量中,赖氨酸的含量较低,尤其是小米和小麦中赖氨酸最少,玉米蛋白质中缺乏赖氨酸和色氨酸,而小米和马铃薯中色氨酸较多。因此,食用谷类时,为提高谷类的营养价值,最好采取多种粮食混合食用的办法,即粗细粮、米面杂粮混食,这样通过食物的互补作用,使食物蛋白质氨基酸的种类和数量更接近人体的生理需要。

为了提高膳食中谷类的营养价值,达到各种营养素互补的目的,除了各种谷类食物可以混合食用之外,还可以采取多种食物类别混合食用的方法,比如谷类与豆类混合食用以增加人体植物性蛋白的摄入,谷类和薯类混合食用以增加膳食纤维的摄入。

另外,为了让食物营养更均衡、更好被人体吸收和利用,恰当的食物搭配和烹饪方法也很重要。比如我国居民非常喜爱的杂粮粥、八宝粥等各种各样的粥类食物,就是营养多样、便于吸收消化的非常好的食物。同时,因为粥的特点,既容易很快产生饱腹感,又可以避免一次摄入食物的量太多,非常有利于我们控制体重。

47. 薯类食物能够提供哪些营养

薯类食物主要包括甘薯、马铃薯、山药、芋头等根茎类食物。甘薯又称番薯、山芋、红薯、地瓜等。马铃薯又称土豆、洋芋、山药蛋等,是重要的粮食、蔬菜兼用食物。

薯类食物中含有丰富的淀粉、膳食纤维、多种维生素和矿物质。

（1）淀粉含量较高。如红薯中淀粉含量达 25%，土豆的淀粉含量达 17%。

（2）薯类食物中的脂肪和蛋白质含量很低。

（3）薯类食物中含有多种对人体有益的维生素、矿物质和膳食纤维等营养物质。如红薯中含丰富的胡萝卜素、维生素 B_1、维生素 B_2、维生素 C、烟酸以及钾、钙等矿物质。每 100 克鲜红薯中含蛋白质 2.0 克，碳水化合物 29.5 毫克，粗纤维 0.8 克，钙 28 毫克，磷 50 毫克，铁 0.6 毫克，胡萝卜素 1.31 毫克以及其他维生素。

48. 常吃薯类食物有什么好处

（1）薯类食物虽然淀粉含量高，但所含的淀粉中有相当一部分为抗性淀粉，能量低，能耐受消化酶的分解代谢，因而在体内的消化、吸收很缓慢，能够维持血糖平衡，减少饥饿感，且可降低血胆固醇和甘油三酯水平。

（2）薯类食物只含 0.1% 的脂肪，是所有充饥食物中最少的。每天多吃薯类，可以减少脂肪摄入，使多余脂肪渐渐代谢掉。适量食用不仅不会使人发胖，反而有利于控制体重。

（3）薯类食物中丰富的维生素、矿物质和膳食纤维，对清除人体内自由基、抗氧化、抗肿瘤、预防便秘、减少肠癌的发生等具有很好的作用。正因如此，日本国家癌症研究中心将红薯列为首位抗癌蔬菜。

（4）红薯中还具有维持人体血管壁的弹性，阻止动脉硬化发生的功能，同时可使皮下脂肪减少，预防胶原病发生，对呼吸道、消化道和关节腔有很好的润滑作用。

49. 食用薯类食物时应该注意什么

（1）少吃土豆泥、炸薯条。土豆泥和炸薯条在加工过程中被氧化，破坏了大量的维生素 C，使营养成分大大降低。而对于炸薯条来说，油炸的加工方法，增加脂肪，脂肪的摄入量增多，可能成倍提高能量摄入。

（2）吃土豆一定要去皮。薯类尤其是土豆，含有的生物碱是有毒物质，它通常多集中在土豆皮里，因此食用时一定要去皮，特别是要削净已变绿的皮。

此外,发了芽的土豆更有毒,不可以食用。

(3) 红薯中含有氧化酶和粗纤维,在肠胃中会产生大量二氧化碳气体;另外,红薯含糖量高,会在胃内产酸,引起胃胀、胃灼热,一次不能吃太多。建议成人每天吃薯类食品(马铃薯、白薯、芋头)50~100克。

(4) 采用正确的制作方法。薯类淀粉含量高易"吸油",因此烹调上应以蒸、煮、烤为主,不宜油炸。

50. 豆类食物能够提供哪些营养

豆类食物品种繁多,如黑豆、芸豆、豌豆、蚕豆、大豆、红豆、绿豆等都属于豆类大家庭中一员。大豆的营养价值比较高,有"豆中之王""田中之肉"之说,很受现代营养学家的推崇。大豆包括黄豆、青豆和黑豆,其他豆类统称为杂豆。

(1) 豆类所含蛋白质含量高、质量好,其营养价值接近于动物性蛋白质,是最好的植物蛋白。

(2) 豆类氨基酸的组成接近于人体的需要,是我国人民膳食中蛋白质的良好来源。

(3) 豆类所含的脂肪以大豆为最高,可达18%,因而可作食用油的原料,其他豆类含脂肪较少。

(4) 豆类含糖量以蚕豆、赤豆、绿豆、豌豆含量较高,为50%~60%,大豆含糖量较少,约为25%左右。因此,豆类供给的能量也相当高。

(5) 豆类中维生素以B族维生素最多,比谷类含量高。此外,还含有少量的胡萝卜素。

(6) 豆类富含钙、磷、铁、钾、镁等无机盐,是膳食中难得的高钾、高镁、低钠食品。

(7) 大豆异黄酮是黄酮类化合物中的一种,是大豆生长中形成的一类次级代谢产物。由于是从植物中提取,与雌激素有相似结构,因此大豆异黄酮又称植物雌激素,能够弥补30岁以后女性雌性激素分泌不足的缺陷,改善皮肤水分及弹性状况,缓解更年期综合征和改善骨质疏松。大豆异黄酮的雌激素作用影响到激素分泌、代谢生物学活性、蛋白质合成、生长因子活性,是天然的癌症预防剂(图16)。

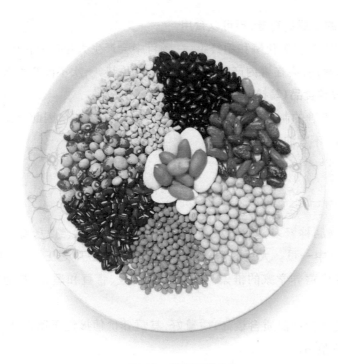

图16　常见豆类食物

51. 食用豆类食物需要注意哪些问题

（1）不能吃夹生大豆：生大豆中含有抗胰蛋白酶和凝血素。抗胰蛋白酶会抑制胰蛋白酶对食物的消化作用，使大豆中的蛋白质难以被水解，降低了大豆蛋白质的吸收利用率，同时还会反射性地引起胰腺肿大；凝血素能使红细胞凝固，严重的会引起血管阻塞。大豆充分煮熟后，这两种物质就能被破坏而失去活性。

（2）胃肠道疾病患者慎食少食豆制品：大豆中含有的棉子糖和水苏糖在人体内难以被消化吸收，但却是肠内细菌的营养物质，易导致肠内细菌生长繁殖，释放出过多的气体引起肠胀气。

（3）过量食用大豆易影响矿物质的吸收，大豆中存在的植酸可与锌、钙、镁、铁等螯合而影响它们的生物利用。

（4）肝、肾病患者慎食少食豆制品：大豆含有嘌呤碱，会加重肝、肾的负担。同样，痛风和血尿酸浓度增高患者，也应慎食大豆及豆制品，以免加重病情。

52. 肉类食物能够提供哪些营养

（1）肉类食物富含蛋白质，一般瘦猪肉的蛋白质含量约为 10%~17%，肥猪肉则只有 2.2%；瘦牛肉为 20% 左右，肥牛肉为 15.1%；瘦羊肉 17.3%，肥羊肉 9.3%；兔肉 21.2%；鸡肉 23.3%；鸭肉 16.5%；鹅肉 10.8%。其中，兔肉高蛋白，低脂肪（0.4%），且胆固醇含量低，适合患高血压、心脏病以及动脉粥样硬化的人食用。另外，动物内脏亦能提供蛋白质。猪、羊、牛的肝脏，蛋白质含量约为 21%，鸡、鸭、鹅的肝，蛋白质含量为 16%~18%。

（2）脂肪：肉类食物中的脂肪，可供给人体能量和必需的脂肪酸。常见肉类的脂肪含量平均值为：猪肉 20%~35%，牛肉 10%~20%，牛犊肉 5%~10%，绵羊肉 10%~20%。畜类脂肪中饱和脂肪酸含量较高。

（3）碳水化合物：肉类的碳水化合物含量比较低，一般为 1%~5%。

（4）肉类含铁、磷、钾、钠、铜、锌、镁等许多种矿物质，其中含磷较丰富，为 130~170 毫克/100 克；钙含量颇少，为 7~10 毫克/100 克。肉类食物无机盐的总含量为 0.6%~1.1%，瘦肉的无机盐含量高于肥肉，内脏的含量高于瘦肉。动物的肝脏、肾脏含铁较丰富，且利用率高。

（5）肉类含 B 族维生素和极少的脂溶性维生素 A、维生素 D 以及维生素 C。

53. 食用肉类食物需要注意哪些问题

（1）肉类含有较多的脂肪（包括饱和脂肪酸和不饱和脂肪酸），过多食用易使人发胖，并增加发生心脑血管等疾病的风险。吃肉多和冠心病、高血脂、肥胖等代谢病也息息相关，对于需要控制体重的人群尤其不利。肉类脂肪含量较高，在每天饮食中，脂肪占总能量比例高的饮食模式，容易导致肥胖。

（2）肉类还含有嘌呤碱物质，这类物质在人体内代谢过程中会生成尿酸；大量尿酸积聚于体内，会破坏肾毛细血管的渗透性，引起痛风、骨发育不良等病症。

（3）"中国居民平衡膳食宝塔"中明确指出，一个人每天摄入畜禽肉 40~75 克，大小约相当于成人的手掌心（图 17）。

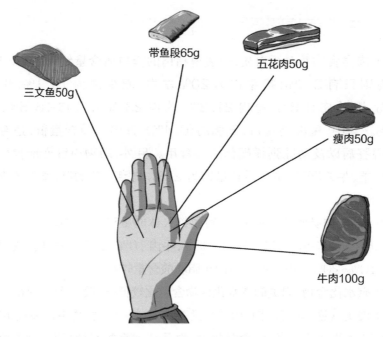

带鱼段65g

五花肉50g

三文鱼50g

瘦肉50g

牛肉100g

图17　食用肉类需限量

54. 蛋类食物能够提供哪些营养

蛋类食物主要有鸡蛋、鸭蛋、鹅蛋、鹌鹑蛋等,其中鸡蛋和鸭蛋是产量最大、食用最为普遍的蛋类。鸡蛋是我们日常最容易获取的营养相对全面、充足的食物。

(1) 鸡蛋含蛋白质 11%~15%,几乎能被人体完全吸收。鸡蛋含有人体所需要的各种氨基酸,就蛋白质的氨基酸组成模式而言,鸡蛋与人体极其相近,因而是食物中最理想的优质蛋白质。

(2) 鸡蛋的脂肪含量约为 11%,呈乳化状态存在于蛋黄中,非常有利于人体的吸收。鸡蛋所含脂肪中,有近一半以上为卵磷脂、甘油三酯、胆固醇和卵黄素,对神经系统及身体成长发育大有好处。卵磷脂被人体吸收后,可释放出胆碱,这是保证神经介质传递功能的重要物质,它通过血液到达大脑,可改善记忆力,以及避免老年人的智力衰退等。

(3) 鸡蛋所含卵磷脂等物质还能降低血清胆固醇,有效缓解和预防动脉硬化。

(4) 鸡蛋含有较多的维生素 B_2,可分解和氧化人体内的致癌物质;鸡蛋所含矿物质硒、锌等也有防癌抗癌的作用。

（5）鸡蛋中的蛋白质对肝脏组织损伤等有修复作用,蛋黄中卵磷脂能促进肝细胞的再生,这些都能有效保护肝脏。

（6）鸡蛋几乎含有人体所需的全部营养成分,可有效补充人体营养。

55. 食用蛋及蛋制品需要注意哪些问题

（1）鸡蛋中的胆固醇:鸡蛋中含有丰富的胆固醇,一个鸡蛋大约含有300毫克的胆固醇。许多人因为怕摄入胆固醇不敢吃鸡蛋,其实这种认识是片面的。人体内的胆固醇主要来源是由肝脏合成的内源性胆固醇,经膳食摄入的外源性胆固醇仅占体内合成胆固醇的1/7~1/3。人体如果摄取了过多的胆固醇,确实会诱发动脉硬化,但是人体胆固醇含量过低也是不利于健康的,因为胆固醇也是人体必需的一种营养物质。人体血液中的胆固醇浓度必须维持在一定的水平,才能满足人体的各种生理需要。若胆固醇过低,不但影响正常生理生化活动,还能加速机体衰老。

（2）每天吃几个鸡蛋比较适宜:鸡蛋有较高的营养价值,但并不是吃得越多越好。食用鸡蛋过多,会出现一系列的不良反应:一是增加消化系统负担,造成消化不良性腹泻等;二是加重肝脏负担,易发生营养过剩性肾炎和脂肪肝;三是体内有害分解产物增加,有发生"蛋白质中毒综合征"的危险;四是不利于心脑血管健康,增加罹患心脏病的概率;五是如孕妇食用过多,会引发过期妊娠等。所以,正常人群在每天摄入其他食物的基础上再添加1~2个鸡蛋就足够了。

（3）蛋白和蛋黄哪个营养价值更高:许多人对蛋黄没有好感而偏爱蛋清。而实际上,蛋黄比蛋清的营养价值高,蛋黄的蛋白质含量高于蛋清。脂肪也主要在蛋黄中,蛋黄中还含有丰富的卵磷脂和胆固醇。另外,鸡蛋中的矿物质几乎全部集中在蛋黄中,比如蛋黄中铁的含量要比蛋清中的多3倍,对一般人群而言,蛋黄是补充铁的良好来源。还有,鸡蛋中的维生素也几乎全部集中在蛋黄中,每百克蛋黄含维生素A 438微克、B族维生素10.33毫克,都要远远高于蛋清。

（4）什么烹调方法做出来的鸡蛋最易被人体吸收利用:煮、蒸、炒等烹调方法做出来的鸡蛋菜肴,其蛋白质、脂肪、矿物质等成分没有损失,维生素的损失也很少。

56. 乳类能够提供哪些营养

（1）蛋白质：牛乳的蛋白质主要是酪氨酸，其次为乳白蛋白和乳球蛋白。牛乳蛋白质含有全部人体必需氨基酸。乳类蛋白质是完全蛋白质，消化率比植物蛋白质高，一般可达 97%~98%，而谷物和蔬菜中的蛋白质消化率只有80%~90%，而且乳类的消化速度比肉、蛋、鱼快。

（2）脂肪：乳类中的脂肪，是乳化状态的脂肪球，平均直径只有 2.5 微米，可以由胃直接吸收。乳类中含有亚油酸、亚麻酸、花生四烯酸三种人体自身不能合成的必需脂肪酸，另外还有二十碳五烯酸和二十二碳六烯酸。后两者以及乳脂肪中含有的卵磷脂、脑磷脂和神经鞘磷脂，均有助于婴幼儿智力和视力发育，并有助于中老年人预防心血管病。

（3）糖类：乳糖是哺乳动物乳腺特有的产物，在动物其他器官中不存在。牛乳的总能量中有 25% 来自乳糖。乳糖在胃中不分解，直接进入肠道，且在肠道中分解时，速度缓慢，故饮乳后不至于造成高血糖。乳糖可以改变肠道刷状缘膜的结构，促进一些金属离子(钙、镁、铁、锌、钴、钡、铷、锶)的吸收。乳糖分解后，形成半乳糖和葡萄糖，其中半乳糖对婴幼儿的智力发育有重要作用。

（4）矿物质：乳类食物含有钙、磷、铁、铜、锌、钾、钴、碘、锰、硫等多种人体所需矿物质，其中钙的含量较一般食物多。

（5）维生素：牛乳中含有至今已知的全部维生素。奶牛的泌乳期、饲料等因素对牛乳所含维生素成分有较大影响，比如，牛初乳和以青草为饲料的牛，牛乳中维生素 A 和胡萝卜素的含量较高。

57. 食用乳类需要注意哪些事项

（1）选择多种奶制品。鲜奶经加工后可制成各种奶制品，市场上常见的如液态奶、奶粉、酸奶、奶酪和炼乳等，可以多品尝，丰富饮食多样性。

（2）把牛奶当作膳食组成的必需品。按照《中国居民膳食指南(2016)》的推荐，达到每天相当于 300 克液态奶并不难。例如：早餐饮用牛奶一杯(200~250ml)，在午餐加一杯酸奶(100~125ml)即可。

（3）乳糖不耐受者可首选酸奶或低乳糖奶产品，也可通过查看产品的标签，了解乳糖的含量高低。另外一个办法就是少量多饮，并与其他谷物食物同食,不空腹饮奶。对于确认了牛奶蛋白过敏的人,应避免食用牛奶。

（4）刚挤出来的牛奶不宜食用。鲜奶应经巴氏消毒法或者超高温瞬时灭菌法进行杀菌处理后方可以食用。酸奶可直接食用,无需加热,储存应冷藏。

58. 新鲜蔬菜能够提供哪些营养

新鲜蔬菜富含维生素、矿物质、膳食纤维（纤维素、半纤维素、果胶等）和植物化合物,含水量为 65%~95%,能量低,一般每 100 克都低于 30 千卡。

2019 年全民营养周提出了"合理膳食　天天蔬果　健康你我"的宣传口号,建议餐餐有蔬菜,保证每天摄入 300~500 克蔬菜,深色蔬菜应占 1/2。对于三口之家来说,一般全家每天需要购买 1~1.5 千克新鲜蔬菜。在单位食堂就餐时,选择的蔬菜也应占全部食物的一半。蔬菜品种很多,不同蔬菜的营养特点各有千秋,只有选择不同品种的蔬菜合理搭配才有利于健康。每天至少达到 3~5 种。蔬菜最好当天购买当天吃,不要过长时间储存。

蔬菜含有的水分和膳食纤维体积大而能量密度低,能增强饱腹感,降低能量摄入,有利于维持健康体重。

有些蔬菜食用时要减少主食量,比如:芋头、山药、南瓜、百合、藕、菱角、荸荠等。因为此类蔬菜的碳水化合物含量很高,相比其他蔬菜提供的能量较高。因此,在食用这类蔬菜时,要特别注意减少主食量。

59. 蔬菜的颜色与营养价值有关系吗

在各类蔬菜中,从提供维生素的品种和数量来看,绿叶菜是属于营养价值最高的一类。绿叶菜能提供丰富的维生素 C 和胡萝卜素,绿叶菜还是维生素 B_2 的重要来源之一,绿叶菜的含钙量也比较多,一般绿叶菜中钙的利用也较好。但也有些绿叶菜,由于含有草酸而利用率不高。此外,绿叶菜含铁丰富,而且吸收率也较高。

蔬菜的营养价值与蔬菜的颜色密切相关。颜色深的营养价值高,颜色浅的营养价值低,其营养价值由高至低的排列顺序是"绿色的蔬菜→黄色、红色蔬菜→无色蔬菜"。

同类蔬菜由于颜色不同,营养价值也不同。

同一株菜的不同部位,由于颜色不同,其营养价值也不同。如大葱的葱绿比葱白营养价值要高得多,葱白含维生素 B_1 及维生素 C 的含量不及葱绿部分的一半;颜色较绿的芹菜叶比颜色较浅的芹菜叶和茎含的胡萝卜素多 6 倍,维生素 D 多 4 倍(图 18)。

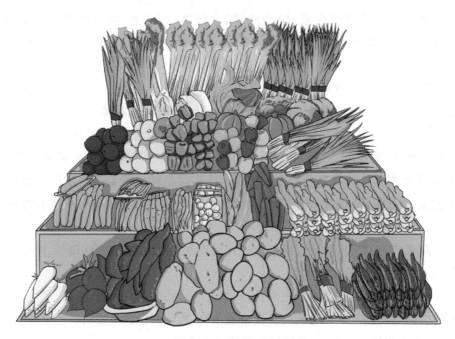

图 18   蔬菜的营养与颜色相关

60. 新鲜水果能够提供哪些营养

新鲜水果富含维生素 C、钾、镁和膳食纤维(纤维素、半纤维素和果胶),其水分占 85%~90%。多吃水果也是减少能量摄入的好办法。含糖量高的水果能量较高,需要控制膳食能量摄入的人最好选择含糖量较低的水果。另外,果汁不能替代鲜果,原因是新鲜水果在榨成汁的过程中虽然保留了大部分的维生素,却丢失了有益于保持健康体重的纤维素和抗氧化物质植物多酚,而且果汁含糖量相对较高(约为新鲜水果的多倍),所含卡路里也高,使得发生超重肥胖的风险增加。只有选择多种多样的水果,相互搭配,才能做到食物多样,平衡膳食。

（1）酸性水果：柑橘类、红色和红棕色果实；富含维生素 C 和 β 胡萝卜素（维生素 A 原）。

（2）甜性水果：苹果、梨等含糖分较高。

（3）油类植物的果实如椰子、鳄梨、橄榄等富含脂类。

（4）油类植物的种子如巴丹杏、榛子等富含镁元素和脂类。

61. 干果能够提供哪些营养

干果主要有水果干和各种坚果。

（1）水果干：水果干的糖不是添加糖，而是水果中自身含有的糖分。在制作水果干过程中，其中的矿物质得到浓缩，营养价值比较高。适量吃一些果干，可以帮助人体补充钾、铁等矿物质和膳食纤维。但是，加工后的水果干中的糖含量也得到浓缩，含糖量相对较高，须注意控制食用的量。

（2）坚果：坚果营养全面、丰富，常食对心脏病、癌症、血管病有预防作用，同时，还有明目健脑的作用。

坚果含有丰富的不饱和脂肪酸，对于容易发生心血管疾病的人来说，坚果可以作为高饱和脂肪食物的良好替代品。坚果也富含膳食纤维、植物蛋白质、维生素（如维生素 B_6、烟酸、叶酸、维生素 E）和矿物质，是钾、镁、磷、铜、硒和锌的良好来源。我们身体需要这些维生素和矿物质，以维持正常运作并保持健康（图 19）。

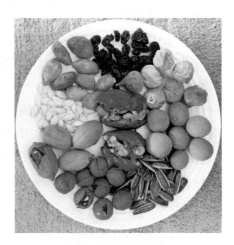

图 19　常见干果

62. 什么是纯能量食物

纯能量食物包括动植物油、淀粉、食用糖和酒类。主要为人体提供能量。

动物油主要包括猪油、牛油、羊油等动物油，目前家庭食用植物油有花生油、菜籽油、豆油、棉籽油，橄榄油、棕榈油、香油、葵花子油等很多种类。

植物油除了提供能量外，还可提供维生素 E 和必需脂肪酸，但是也可以增加血液中的甘油三酯,这对于高脂血症的人群是非常危险的,需要控制摄入量。纯能量食物中其他几类营养素的含量极少,由于这类食物能增进食物的美味,给人以享受,所以在日常膳食中,仍占有一定的位置,但是,过多摄入易引发超重肥胖。

63. 动物油能够提供哪些营养

动物油就是动物脂肪,动物油以猪油为代表。

(1) 含饱和脂肪酸和胆固醇较多。过多食用易引起高血压、动脉硬化、冠心病、高脂血症及脑血管意外,对人体不利。

(2) 动物油具有促进脂溶性维生素 A、维生素 D、维生素 E、维生素 K 等的吸收作用。

(3) 动物油中的胆固醇还是人体组织细胞的重要成分,是合成胆汁和某些激素的重要原料。

(4) 动物油的油脂与一般植物油相比,有不可替代的特殊香味,可以增进人们的食欲。特别与萝卜、粉丝及豆制品相配时,可以获得用其他调料难以达到的美味。

(5) 动物油中含有多种脂肪酸,饱和脂肪酸和不饱和脂肪酸的含量相当,几乎平分秋色,具有一定的营养,并且能提供极高的能量。

(6) 奶油在人体的消化吸收率较高,可达 95% 以上,是维生素 A 和维生素 D 含量很高的调料,所含的脂肪比例小于黄油,较适于缺乏维生素 A 的人和少年儿童。

64. 植物油能够提供哪些营养

(1) 花生油:含不饱和脂肪酸 80% 以上(其中含油酸 41.2%,亚油酸 37.6%);含有软脂酸、硬脂酸和花生酸等饱和脂肪酸 19.9%。所以,花生油的脂肪酸构成是比较好的,易于人体消化吸收。另外,花生油中还含有固醇、胆碱等对人体有益的物质;花生油中的胆碱,还可改善人脑的记忆力,延缓脑功能衰退。

(2) 芝麻油:从芝麻中提取出的油脂,其脂肪酸主要为油酸和亚油酸。经常食用芝麻油可调节毛细血管的渗透作用,加强人体组织对氧的吸收能力,延缓衰老。芝麻油食用品质好,是营养价值高的优良食用油。

(3)葵花子油:葵花子油含有丰富的亚油酸,有显著降低胆固醇,防止血管硬化和预防冠心病的作用。葵花子油中生理活性最强的维生素 E 含量比一般植物油高,并且亚油酸含量与维生素 E 含量的比例较均衡,便于人体吸收。

(4)大豆油:大豆油含有较多的亚麻油酸,较易氧化变质并产生"豆臭味"。大豆油的脂肪酸构成较好,它含有丰富的亚油酸,有显著的降低血清胆固醇含量的功效。大豆中还含有大量的维生素 E、维生素 D 以及丰富的卵磷脂,对人体健康非常有益。

各种植物油具有不同的营养特点,交替使用为宜,但每天烹调用油推荐摄入量为 25~30 克(图 20)。

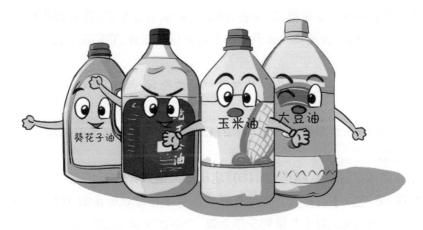

图 20　常见植物油

65. 淀粉类食物能够提供哪些营养

淀粉类食物的种类主要有绿豆淀粉、马铃薯淀粉、小麦淀粉、甘薯淀粉、玉米淀粉、菱角淀粉、莲藕淀粉、荸荠淀粉等。淀粉制品主要有粉皮、粉丝、凉粉等。

(1)淀粉:是多糖类的一种,是植物体中储藏的养分,多存在于种子与块茎中。食用状态为白色粉末,有吸湿性。有直链淀粉和支链淀粉两类,可以看作是葡萄糖的高聚体。其共同特点是含较高的能量。

(2)藕粉:藕粉除含淀粉、葡萄糖、蛋白质外,还含有钙、铁、磷及多种维生素。

(3)粉丝:粉丝的营养成分主要是碳水化合物、膳食纤维、蛋白质、烟酸和钙、镁、铁、钾、磷、钠等矿物质。

食用淀粉制品需要注意：由于淀粉制品制作过程中某些商家会加入一种敷料明矾(含铝离子)，铝会使脑内去甲肾上腺素、多巴胺和5-羟色胺的含量明显降低，造成神经传导阻滞，引起记忆力衰退、痴呆症、智力发育障碍等。所以应少吃凉皮、粉丝等食物。

66. 如何正确认识添加糖

在食品生产和制备过程中被添加到食品中的糖及糖浆被称为添加糖，包括红糖、白糖、砂糖、黄糖、葡萄糖、果糖、果葡糖浆等。

(1) 白糖、红糖、麦芽糖、葡萄糖、蜂蜜和糖浆含能量高，在人体内释放能量快，会引起血糖迅速增高。如果体内不需要这些能量，它们就会转化成脂肪贮藏在体内。

(2) 我们日常生活中常见的添加糖都是浓缩糖，基本不含任何维生素和矿物质。

(3) 过量摄入添加糖的危害：增加糖尿病的患病风险；增加龋齿风险；增加肥胖风险。

(4)《中国居民膳食指南(2016)》建议每天摄入添加糖不超过50克，最好控制在25克以下。每天添加糖提供的能量不超过总能量的10%，最好不超过总能量的5%。对于儿童青少年来说，含糖饮料是添加糖的主要来源，建议不喝或少和含糖饮料和食用高糖食品。

67. 如何正确认识酒类

酒的种类主要有白酒、果酒、黄酒、啤酒等。

(1) 白酒：白酒的主要成分是酒精，能提供较多的能量，每克酒精在人体内代谢，完全氧化后，能产生能量7.1千卡。适量饮酒有一定的精神兴奋作用，可以产生愉悦感；但过量饮酒，特别是长期过量饮酒对健康有多方面的危害，已得到科学界共识。

(2) 果酒：用水果本身的糖分被酵母菌发酵成为酒精的酒，含有水果的风味与酒精，也叫果子酒。与白酒、啤酒等其他酒类相比，果酒里含有大量的多酚，可以起到抑制脂肪在人体中堆积的作用，它含有人体所需多种氨基酸和维

生素 B_1、维生素 B_2、维生素 C 及铁、钾、镁、锌等矿物元素,果酒中虽然含有酒精,但含量与白酒、啤酒和葡萄酒比起来非常低,一般为 5~10 度,最高也只有 14 度。

（3）啤酒:啤酒的主要原料是大麦、水、酵母和酒花。人们习惯上把啤酒称作"液体面包",主要是指啤酒含有糖类、肽和氨基酸、水溶性维生素等。

（4）过量饮酒与多种疾病相关,会增加肝损伤、痛风、心血管疾病和某些癌症发生的风险。因此应避免过量饮酒。若饮酒,成年男性一天饮用的酒精量不超过 25 克,成年女性一天不超过 15 克,儿童少年、孕妇、乳母等特殊人群不应饮酒。

四、超重肥胖
健康指导

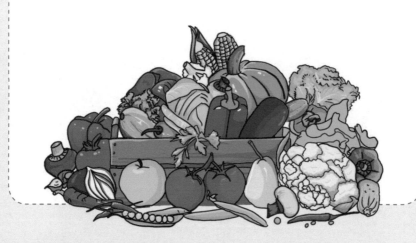

本部分重点对超重肥胖者进行健康指导。介绍了超重肥胖的标准、分类、形成原因,对健康的影响;超重肥胖者怎么吃以及不良饮食、行为和习惯的危害;超重肥胖者适宜的身体活动和运动锻炼指导;如何对肥胖者进行营养教育、营养预防、营养治疗及注意事项;指导大家减肥切勿盲目节食,目前流行的轻断食、低碳饮食、生酮饮食等并不符合《中国居民膳食指南(2016)》的要求;提醒大家在控制体重过程中注意心理上的变化;明确了超重肥胖的健康管理;强调了如何做好孕期体重管理。

68. 肥胖的判断标准是什么

肥胖的几种判断方式有:体质指数、腰围、腰臀比和体脂率四个指标。

(1) 体质指数:体重指数(BMI)= 体重(kg)/ 身高(m)^2。依据《中国成人超重和肥胖症预防控制指南》的分级标准:BMI<18.5 为低体重,18.5≤BMI<24.0 为体重正常,24.0≤BMI<28.0 为超重,BMI≥28.0 为肥胖。

(2) 腰围:我国通过腰围法诊断中心性肥胖的标准为男性腰围≥85 厘米,女性腰围≥80 厘米。标准测量方法是:被测者战力,两脚分开 25~30 厘米,用软尺水平测量髂前上棘和第 12 肋骨下缘连线中点,呼气末读数。

(3) 腰臀比:腰臀比是腰围和臀围的比值,是判定中心性肥胖的重要指标。臀围是环绕臀部最突出点测出的身体水平周径。世界卫生组织(WHO)公布的腰臀比男性 >1.0,女性 >0.85,被定义为腹部脂肪堆积。

(4) 体脂率(BF%):体脂率又称体脂百分比,是身体脂肪总重量占人体总重量的百分比,它能够充分客观地反映身体脂肪的分布,是与人体健康息息相关的重要指标。男性体脂率 <15% 或 >20%,女性体脂率 <25% 或 >30% 均为异常范围。

69. 什么是遗传性肥胖、单纯性肥胖和继发性肥胖

遗传性肥胖主要指遗传物质变异(如染色体缺失、单基因突变)导致的一种极度肥胖,例如 Prader-Willi 综合征、leptin 基因突变等。人群资料表明,有 133 个候选基因突变可能与肥胖体型有关,也有动物实验证明有 166 个基因突变或异常表达可导致肥胖。需要注意的是,真正的遗传性肥胖极为罕

见，我们常说的"肥胖遗传"并不等于遗传性肥胖，而是属于有遗传倾向的单纯性肥胖。

单纯性肥胖主要指排除由遗传性肥胖、代谢性疾病、外伤或者其他疾病所引起的继发性、病理性肥胖，而单纯由于营养过剩所造成的全身性脂肪过量积累，是一种由基因和环境因素相互作用导致的复杂性疾病，常表现为家族聚集倾向。单纯性肥胖者占肥胖症总人数的95%以上。

继发性肥胖主要指由于下丘脑-脑垂体-肾上腺轴发生病变、内分泌紊乱或其他疾病、外伤引起的内分泌障碍而导致的肥胖。①可导致超重或肥胖的疾病：如甲状腺功能减退症、皮质醇增多症、胰岛素瘤性功能减退症、男性无睾综合征、女性更年期综合征及少数多囊卵巢综合征。②可导致超重或肥胖的药物：抗精神分裂症/情感障碍药物、抗抑郁药物、抗癫痫/痉挛类药物、皮质类固醇类(糖皮质激素)、抗组胺类药物(抗过敏药物)、口服避孕药等。此外，治疗超重或肥胖相关伴发性疾病的部分降糖药、降压药也可能引发体重增加。

70. 什么是中心性肥胖

根据全身脂肪组织分布部位的不同，可将肥胖分为腹型肥胖(abdominal obesity)和周围型肥胖(peripheral obesity)。腹型肥胖又称中心性肥胖(central obesity)或内脏型肥胖，脂肪主要积聚在腹腔内，内脏脂肪增加，腰围大于臀围，此类肥胖者成年期发生各种并发症的危险性较高，更易患心脑血管疾病、糖尿病等疾病，同时死亡率亦明显增加。关于腹部脂肪分布的测定指标，我国通常用腰围法判定，男性腰围≥85厘米、女性腰围≥80厘米为中心性肥胖。

不健康的饮食行为、低身体活动水平和静态生活方式等是影响中心性肥胖发生、发展的重要环境因素。建议平时在饮食上要以清淡饮食为主，少吃高油、高脂、高能量的食物，同时要加强锻炼，规律作息(图21)。

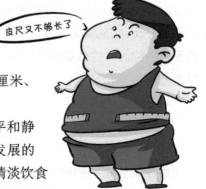

图21　向心性肥胖

71. 引起超重肥胖的原因有哪些

（1）遗传因素：动物实验和人类流行病学研究表明，单纯性肥胖可呈一定的家族倾向。父母体重正常者，其子女肥胖的概率约10%，而父母中1人或2人均为肥胖者，其子女肥胖概率分别增至50%和80%。

（2）生理因素：男性到中年以后和女性到了绝经期后，由于各种生理功能减退、身体活动减少，往往容易造成体内脂肪的堆积而发胖。

（3）精神因素：俗话说"心宽体胖"，是指心情好、休息好、无忧无虑的人，这些人常常食欲好，吃得香，吃得多，容易发胖；借酒浇愁者不仅喝得多、吃得也多，也可使能量大大增加而导致肥胖。

（4）饮食因素：长期的高能量、高脂肪、高蛋白饮食，以及喜好吃零食、经常大量饮啤酒等不良饮食行为，而又缺乏运动者，使能量摄入大于消耗，多余的能量以脂肪的形式贮存起来，导致体内脂肪的增加，引起肥胖。另外，有研究结果表明，吃早餐和不吃早餐的儿童肥胖率分别为15.4%和24.4%。分析认为，不吃早餐往往会使其在午饭和晚饭时摄入更多的食物，从而导致肥胖。

（5）运动因素：运动过少也是肥胖发生的主要因素之一，现代社会由于交通工具的发达、办公现代化以及家务劳动的电气化，身体活动大为减少，久坐少动，使能量供给与消耗失衡而导致肥胖。

72. 肥胖对人体健康有哪些影响

肥胖对身体健康的影响是多方面的，涉及多个系统，一般症状表现为气喘、疲劳和乏力、睡眠困难、关节疼痛、焦虑、抑郁和内分泌代谢紊乱等。体重超标对身体的负担相应地增加，比如肥胖者对膝关节的压力偏大，为了维持整个身体的正常运转，心脏工作量也要增加，负担过重时给心血管造成的负面影响会逐渐显现出来。

肥胖病最大的危害是各种与肥胖有关的并发症和合并症，主要包括睡眠呼吸暂停综合征、心脑血管病（冠心病、脑卒中和高血压）、糖尿病、胆石症、蜂窝织炎等。肥胖是当前严重威胁人类健康的一种常见病和多发病。研究表明，随着体重增长，死亡率逐渐升高。病死率高的主要原因则是糖尿病、心脏病、高血压及感染等并发症。超重或肥胖可增加2型糖尿病、心脑血管疾病的发病风险。目前我国居民死亡率最高的疾病是心脑血管疾病，糖尿病患病率也呈上升趋势。

　　肥胖不仅对身体健康造成不良影响,对心理的影响也不容忽视。有些肥胖者由于常常受到排斥和嘲笑,自卑感强,性格逐渐内向抑郁,从而慢慢变得不愿参加集体活动,沉闷少动,这些行为心理方面的异常又常常以进食得到安慰。非饥饿状态下看见食物或看见别人进食也易诱发进食动机,以进食缓解心情压抑或情绪紧张,边看电视边进食以及睡前进食等,这些进食行为异常均可大大加速肥胖的发生发展。肥胖导致心理、行为问题,而心理、行为问题又促进肥胖,两者相互促进,相互加强,形成恶性循环。

　　部分超重肥胖者有的会出现抑郁症状,但目前其因果关系并不明确。抑郁患者的肥胖发生率并不高,但疲劳、生活质量低、社会歧视、身体痛苦等因素很容易导致肥胖患者的抑郁。由于体型肥胖,缺乏性吸引力,性生活质量下降,肥胖患者还经常表现出性无能。长期的心理挫折导致自信心不足,心情抑郁、焦躁、精神负担重。

73. 肥胖对儿童健康有哪些影响

　　肥胖对儿童的身心健康带来了许多不良的影响,随着儿童肥胖率的增加,这个问题越来越受关注。大量研究证实,许多成人肥胖始于儿童期。

　　(1) 对心血管系统的影响:肥胖儿童具有患心血管疾病的潜在危险。

　　(2) 对呼吸系统的影响:肥胖儿童的肺活量和每分钟通气量明显低于正常儿童,说明肥胖可能导致混合型肺功能障碍。

　　(3) 对内分泌系统与免疫系统的影响:肥胖儿童的生长激素和泌乳素等大都偏离正常值,肥胖儿童往往有糖代谢障碍,超重率越高,越容易发生糖尿病。

　　(4) 肥胖对体力智力、生长发育的影响:肥胖儿童能量摄入往往超过正常标准,普遍存在营养过剩的问题,但与此同时常有钙和锌摄入不足的现象。肥胖儿童更易存在情绪不稳定、自卑和不协调等问题,会有更多的焦虑,幸福和满足感差。

74. 如何通过合理饮食控制体重

　　控制体重可以通过限制每天的食物摄入量,合理搭配食物种类,以便减少能量的摄入。减少能量必须以保证人体正常的活动为原则。在选择食物种类上,应适量摄入瘦肉、奶、水果、蔬菜和谷类食物,不吃或少吃肥肉等油脂含量高的食品。在减少食物摄入总量的同时,应注意保证蛋白质、维生素、无机盐和微量元素的摄入量达到推荐供给量标准,以满足机体正常生理需要(图22)。

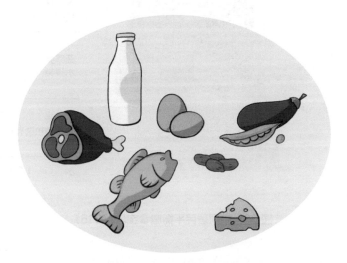

图22　合理选择食物种类

建议每天的膳食应包括谷薯类、蔬菜水果类、畜禽鱼蛋奶类、大豆坚果类等食物。平均每天摄入12种以上食物,每周25种以上。

为了达到减肥的目的,还应改掉不良的饮食习惯,如暴饮暴食、吃零食、偏食等。合理的膳食调整和控制能量摄入是预防和控制肥胖的基本措施,建议食物多样,谷类为主,只要持之以恒,长期坚持,定能收到良好效果。

75. 要保持健康体重,每天应该怎样吃

中国营养学会根据《中国居民膳食指南(2016)》,结合中国居民的膳食习惯,制定了中国居民平衡膳食宝塔,平衡膳食宝塔共分五层,包含我们每天应吃的主要食物种类。宝塔各层位置和面积不同,这在一定程度上反映出各类食物在膳食中的地位和应占的比重(图23)。

(1) 谷类食物位居底层,每人每天应该吃250~400克。

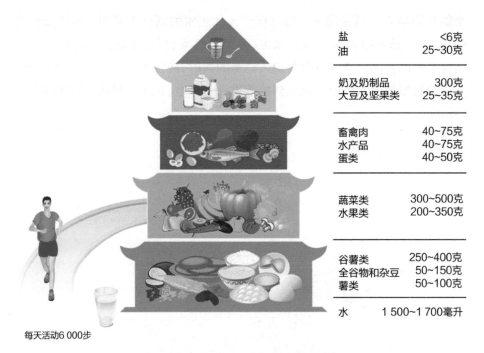

盐	<6克
油	25~30克
奶及奶制品	300克
大豆及坚果类	25~35克
畜禽肉	40~75克
水产品	40~75克
蛋类	40~50克
蔬菜类	300~500克
水果类	200~350克
谷薯类	250~400克
全谷物和杂豆	50~150克
薯类	50~100克
水	1 500~1 700毫升

每天活动6 000步

图23 中国居民平衡膳食宝塔(2016)

(2) 蔬菜和水果居第二层,每天应吃300~500克和200~350克。

(3) 鱼、禽、肉、蛋等动物性食物位于第三层,每天应吃水产品40~75克,畜禽肉40~75克,蛋类40~50克。

(4) 奶类和豆类食物合居第四层,每天应吃相当于鲜奶300克的奶类及奶制品和相当于干豆25~35克的大豆及制品。

(5) 烹调油和食盐在最塔顶,每天烹调油不超过25克或30克,食盐不超过6克。

(6) 膳食宝塔没有添加糖的建议摄入量,这是因为添加糖不属于基本食物。根据《中国居民膳食指南(2016)》核心推荐,推荐每天糖的摄入量不超过50克,最好控制在25克以下。过多摄入添加糖可增加龋齿和超重肥胖发生的风险,尤其是儿童、青少年不应吃太多的糖和含糖食品。

76. 膳食结构不合理对超重肥胖有哪些影响

膳食结构是指膳食中各类食物的数量及其在膳食中所占的比重。我国的食物种类和进食方式是历史文化的积累，习惯性较强，但伴随着经济发展，我国膳食结构也在发生变化，特别是城市中膳食西方化趋势明显，这与肥胖发生率增加有直接关系。

膳食结构不合理、能量过高且不能节制饮食摄入是超重或肥胖的重要因素之一，这些因素某种程度上比遗传更重要，好在这些原因是可以改变和控制的。因此，膳食结构不合理对体重的影响很大，应尽量做到膳食结构的均衡科学，具体做法可参考《中国居民膳食指南（2016）》和"中国居民平衡膳食宝塔"。

77. 不良饮食行为易引起超重肥胖吗

饮食行为是指受食物和健康观念支配的人们的摄食活动，包括食物的选择、购买、吃什么、吃的频度、如何吃、在哪里吃、和谁一起吃、吃多少等，这些都会影响到人们营养素的摄入，从而对营养和健康产生影响。不良的饮食行为，如暴饮暴食、偏好高油高糖食品等均易引起超重或肥胖的发生。因此，要想保持健康体重，应有规律地进食，并在食物的挑选上多加关注食物的能量，尽量做到饮食搭配营养均衡。

随着经济的发展，快餐行业逐渐被消费者所接受，由于口味不错，获取方便，得到了很多人的青睐。尤其一些学生、办公室人员，由于时间紧张，主要的就餐方式以购买为主，其中很大一部分人群偏好快餐。而快餐的制作多以煎、炸、烤为主，所含能量高，维生素和矿物质含量较低，经常吃快餐，能量太多，多余的能量会转化为脂肪，在人体内储存起来，引起肥胖。

78. 不良饮食习惯对肥胖有哪些影响

不良饮食习惯也是导致肥胖发生的重要因素。不吃早餐常常导致吃午餐和晚餐时摄入的食物较多，造成一天的食物总量增加。晚上吃得过多而运动相对较少，会使多余的能量在体内转化为脂肪而储存起来。现在很多快餐食品因其方便、快捷而受人们青睐，但快餐食品往往富含高脂肪和高能量，而其营养素的构成却比较单调，经常食用会导致肥胖，并有引起某些营养素缺乏的可能。肥胖者的进食速度一般较快，而慢慢进食时，传入大脑摄食中枢的信号可使大脑做出相应调节，较早出现饱足感而减少进食。

不良饮食习惯如经常性的暴饮暴食、夜间加餐、喜欢零食，尤其是感到生活乏味或在看电视时进食过多零食,是许多人发生肥胖的重要原因。由于食物来源比较丰富,在家庭中的备餐量往往超出实际需要量较多,为了避免浪费而将多余的食物吃下,也是造成进食过量的原因之一。调查表明,肥胖的双亲很容易喂养出肥胖的子女,主要是因为他们的生活方式和饮食习惯包括喜爱的食品、烹调方式以及好静不爱活动的习惯等已形成,受其影响子女发生肥胖的机会大大增加(图24)。

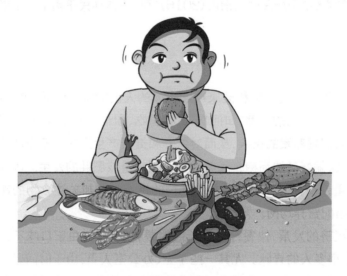

图 24　不良饮食行为和习惯

79. 盲目节食有哪些危害

许多人尤其是女孩子,过分追求苗条,以瘦为美,为了追求明星、模特那样的体型,即使自己不胖,也盲目减肥,动辄节食,这种做法对健康非常有害。

盲目节食的方法在短期内貌似能达到减肥的目的,但会对身体健康造成很大的危害。短时间过度节食可以导致低血糖,出现头晕、目眩、乏力等现象;长期过度节食会造成能量、营养素摄入不足,出现营养不良,影响身体发育。长期营养不良还会造成机体电解质平衡紊乱,有的会诱发癫痫发作,甚至会出现精神症状。过度节食会使脑细胞严重受损,促使脑细胞早衰,直接影响记忆力和智力,节食越久记忆力损失越大;还可以导致消化、内分泌、免疫等多系统损害,以至于发生疾病,甚至导致神经性厌食症,严重者会导致死亡;女孩子还可能发生月经紊乱和闭经,以至于影响生育,甚至将来会影响后代的健康。

千万不可盲目节食。如果确实超重肥胖，要在医生的指导下进行科学减肥。健康的减重方法是保证合理的膳食结构，控制好进食量，加强运动，逐渐减重。体格匀称，身体健康才是最美的。

90. 采用轻断食控制体重是否合理

轻断食(the fast diet)也称"5/2断食法"，是由英国医学博士麦克尔·莫斯利发起的一种新的减肥方法，即每周中不连续的2天每天只摄取500千卡(女生)或600千卡(男生)能量的食物，其余5天自由饮食，不控制。随着时代发展，我们的饮食习惯也发生了巨大的变化，整天吃吃喝喝已成为我们生活的"常态"，每天摄取的能量也普遍超标。而超重和肥胖都与摄入过多能量有关。当摄入的能量大于消耗的能量时，体重就会增加。由于生活水平提高，食物丰富引发能量摄入过多，加上各种现代设备的普及大大减少了我们的劳动量，减轻了劳动强度，导致超重肥胖更易发生。在这种情况下，轻断食正迎合了低能量的饮食趋势。但是这种饮食方式不符合平衡膳食的理念，违背我国居民饮食习惯，目前我们不提倡使用这种方法控制体重。

91. 低碳饮食、生酮饮食等方法控制体重是否合理

低碳饮食，就是低碳水化合物饮食，主要是严格限制碳水化合物的摄入量，增加蛋白质和脂肪的摄入量。

生酮饮食是一个脂肪高比例、碳水化合物低比例，蛋白质和其他营养素合适的配方饮食。脂肪供能比占到80%，蛋白质占到15%，碳水化合物只有5%，相当于根本不能吃主食，也就是说，所有的供能都是由脂肪来提供。

比较两种饮食方法，共同点就是严格限制碳水化合物的摄入、增加脂肪摄入。不同点是，低碳饮食控制更多的是碳水化合物的摄入量，对蛋白质和油脂不会有太高的要求；而生酮饮食不仅要控制碳水化合物的摄入，还要同时控制蛋白质的摄入，其主要目的是把脂肪作为首要的能量来源代替碳水化合物。生酮饮食相对于低碳饮食而言，碳水化合物的供能比会更低。

生酮饮食、低碳饮食与医学界和营养学界的健康理念背道而驰。两种饮食方法中都增加脂肪摄入，有研究指出，高脂饮食可增加高血压、心脑血管疾

病和癌症的风险,加重肝脏负担,降低血管弹性。按照《中国居民膳食指南(2016)》的要求,不提倡使用这两种方法控制体重。

92. 暴饮暴食为什么易引起超重肥胖

暴饮暴食是指经常一次性吃过多食物,已经饱了却还继续进食的状态。甚至部分人根据发生的频率和心理作用会发展成暴食症,通常出现在应酬聚餐、自助餐、情绪低落等时候,是一种常见的不良饮食习惯。暴饮暴食,会导致能量过剩,即能量摄入大于能量消耗,多余的"营养物质"堆积在体内,会转化成脂肪,最终引起超重和肥胖。根据《中国居民膳食营养素参考摄入量》,我国成年人轻身体活动者能量需要量男性为 2 250 千卡,女性为 1 800 千卡,要想远离超重和肥胖,就应该做到食不过量。也就是说摄入的各种食物所提供的能量,不超过人体所需要的能量。暴饮暴食除容易导致超重和肥胖之外,还会给消化系统带来不必要的负担,引发消化不良、胃炎、胃溃疡等胃病。另外,饮食过量会导致过多的非蛋白氮从肾脏排出,长期以来,势必加重肾脏的负担,甚至引发肾病(图 25)。

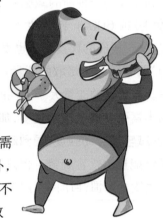

图 25　暴饮暴食

93. 不吃早餐是否有助于控制体重

有些人认为不吃早餐,就相当于少吃了食物,能量摄入减少,有利于减肥,这种做法是错误的。

实际上,不吃早餐不仅不能促进减肥,甚至可能使人更容易长胖。有研究对比吃早餐和不吃早餐的肥胖人群发现:吃早餐的和没有吃早餐的人,他们的体重减少并没有明显差异。所以,现实的情况是不吃早餐很难达到减肥的目的,而且对身体也有一定的危害性。有项涉及 15 340 个人的大型调查发现,每周吃早饭次数低于 1 次的人,肥胖的发生概率更高。日本学者对亚洲和太平洋国家相关人群研究发现,不吃早餐的人也更容易超重甚至肥胖。欧洲的研究也发现了同样的现象。

为什么不吃早餐反而会长胖？首先由于早餐跟上一顿的晚餐相隔时间较长，不吃早餐，挨到中午时很多人几乎已经饥不择食了，午餐就会狼吞虎咽、犒劳自己，反而容易吃得更多；其次，不吃早餐，很多人就会在早餐与午餐之间因为饥饿难挨而吃更多零食，无形中还是摄入了不少食物，最终还是导致了肥胖。

84. 高脂饮食的危害有哪些

　　高脂肪食物是指含脂肪量高的食物，包括自身富含油脂的食物和在加工制作过程中使用大量油脂的食物。这些食物都含有较高的饱和脂肪酸和不饱和脂肪酸，比如植物中的核桃、芝麻、花生等，动物中的肥肉、动物内脏等，油炸食品、奶油制品等。过多食用高脂肪食品，会使体内的脂肪细胞增多或体积增大，易导致超重甚至肥胖。有研究显示，降低膳食中总脂肪的供能比（<30%）有助于降低体重，每降低 1%，体重能减少 0.19 千克。

　　高脂饮食不仅容易引起肥胖，易致高脂血症，还会引起高血压、心脑血管疾病、心肌梗死、中风等，诱发癌症。

85. 油炸食品为什么易引起超重肥胖

　　油炸食品是利用油脂作为热交换介质，使被炸食物中的淀粉糊化，蛋白质变性，水分以蒸汽形式逸出，使食品具有酥脆的特殊风味。油炸食品风味虽好，但属于高脂肪高能量食品，极易造成能量过剩，引起超重和肥胖。油炸食品中含有丰富的油脂，油脂是提供能量最高的食物，平均每 100 克植物油的能量高达 900 千卡，是同等重量猪肉的 2 倍还多。每天多吃 15 克（一汤匙）油脂，1 个月后体重可能增加 400~500 克，1 年就会增重 5 千克，因此，食用过多富含油脂的油炸食品极易引起超重和肥胖。

　　另外，油炸食品会造成营养损失。油炸食品烹调方式会改变食品的营养结构，食物在高温加热情况下，维生素 A、B、E 都容易造成破坏，因此偏好油炸食品的人容易发生维生素缺乏症。其次，油炸食品存在致癌风险。重复多次使用的油。在高温下会产生致癌物，食品在油炸过程中会产生多环芳烃化合物等致癌物质，增加致癌风险。同时，油炸食品也是导致高脂血症和心血管疾病的"危险食品"。因此，油炸食品作为一种风味食品，偶尔品尝一下是可以的，但为了您的健康千万不能多吃（图 26）。

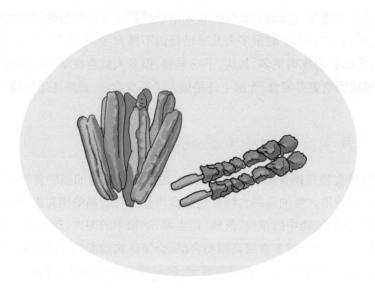

图26　油炸食物不宜多吃

96. 如何认识高油高糖饮食对健康体重的影响

糖和油都是能量含量较高的食物,能量摄入过多的情况下,如果缺乏运动,无法将过多的能量消耗掉,便易引起超重和肥胖。目前我国居民存在烹调油摄入量过多的问题,调查显示,我国人群食用油每天的平均摄入量为42.1克。过多的食用油摄入量增加超重肥胖的风险。建议每天的烹调油摄入量应为25~30克。

添加糖是纯能量食物,过多摄入可诱发龋齿、增加超重肥胖发生的风险。对于儿童青少年来说,含糖饮料是添加糖的主要来源,长期过多饮用不但增加超重肥胖风险,还会引发多种慢性病,因此建议不喝或少喝含糖饮料。烹调用糖要尽量控制到最小量,同时也要少食用或不食用高糖食品。

高油高糖食品一般具有较好的色、香、味,比较具有吸引力。肥胖儿童尤其喜欢吃煎炸食品、巧克力、甜点和含糖饮料等高能量食品,且进食量大、咀嚼少、进食速度快。另外,吃甜食频率过高、非饥饿状态下看见食物或看见别人进食容易诱发进食欲望、边看电视边进食以及睡前进食等,这些饮食行为均可导致能量的过多摄入,促进肥胖的发生和发展(图27)。

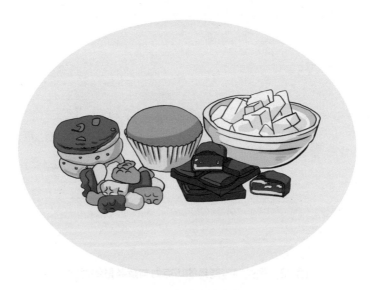

图 27　部分高糖食物

97. 如何认识高能量饮食对健康体重的影响

要保持健康体重,取决于能量摄入和能量消耗的平衡。高能量饮食摄入的多为能量密度较大的食物,体积小能量大,同样饱腹的情况下,特别容易摄入过多能量,如果能量消耗不额外增加,便会产生能量蓄积,引起超重肥胖。当前最有效的减肥方法是控制饮食和增加身体活动。通过控制饮食来控制能量的摄入,切记控制能量摄入时要做到营养平衡,合理摄入蛋白质,脂肪和碳水化合物,保证无机盐和维生素的充足供应。蛋白质应占总能量的15%~20%,脂肪应占 30% 以下,但对于高油、高糖、酒类等高能量食物的摄入应予以控制。

目前,我国儿童青少年含糖饮料的饮用率已达到 90% 以上,洋快餐等高能量饮食也逐渐被接受。饮食习惯的养成,往往幼年阶段起决定性作用。因此家长在给孩子选择高能量饮食时应加以控制并予以引导,要有节制,并使孩子从小就认识到过多摄入高能量饮食的弊端(图 28)。

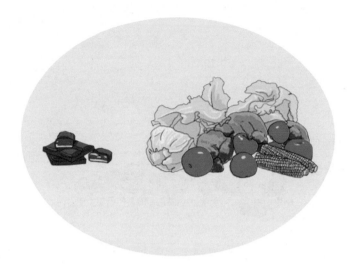

图 28　提供同等能量的巧克力与蔬菜量的对比

99. 如何认识零食对健康体重的影响

零食通常是指一日三餐时间点之外所食用的食物。一般情况下,人们的生活中除了一日三餐所吃的食物被称为正餐食物外,其余的一律被称为零食。常见的零食种类有糖果、休闲食品、干果、果干、蜜饯、饮品、豆制品、奶制品、海鲜制品、肉类制品、巧克力、面包等。零食对于体重的影响不能一概而论,其主要取决于零食的成分,过度食用高油高糖等高能量的零食易引起超重和肥胖(图 29)。

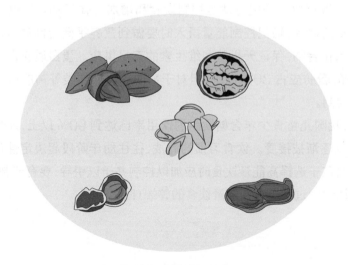

图 29　正确选择零食

在食用零食时应尽量查看食品成分配料说明和营养标签进行综合判断。合理选择零食应考虑以下几点:不宜以洋快餐充当零食,不宜过多喝含糖饮料,不宜过多食用高糖食品,不宜多吃油炸食品,合理安排吃零食的时间,不要让零食影响到正餐的摄入。吃饭前、后 30 分钟内不宜吃零食,不要看电视时吃零食,也不要边玩边吃零食,睡觉前 30 分钟不吃零食。

89. 如何认识含糖饮料对健康体重的影响

含糖饮料指糖含量在 5% 以上的饮品。多数饮品含糖在 8%~11%,有的高达 13% 以上。含糖饮料虽然含糖量在一定范围内,但由于饮用量大,因此很容易在不知不觉中超过每天 50 克糖的限量。含糖饮料是添加糖的主要来源,长期过多饮用增加超重肥胖风险。含糖饮料不是基本食物,许多人喜欢喝含糖饮料,其中一个原因是因为白开水没有味道,饮料的甜味或其他味道能够刺激口腔味觉,增加愉悦感,并成为习惯。少喝的办法是逐渐减少,或者用其他饮品替代,如饮茶,茶不仅使人在味觉上得到一定的满足,而且有益于健康。

90. 如何认识饮酒对健康体重的影响

酒类中都含有乙醇,乙醇属于纯能量物质,每克乙醇能产生 7 千卡能量,能量产值仅次于脂肪。如果每天喝 100 毫升 50 度的白酒,则可提供 350 千卡能量。另外,医学实验还发现,乙醇会减慢人体内脂肪代谢的速度,造成肝脏损伤,也是造成经常过量饮酒者肥胖的一个原因。

低度酒如啤酒的能量虽然不如葡萄酒和白酒的能量高,但因为每次摄入啤酒的量比其他酒类要高很多,所以喝啤酒一般都会摄入较高的能量,不利于保持健康体重。100 毫升的啤酒能量为 32 千卡,1 瓶 600 毫升的啤酒的能量为 192 千卡,如果一次喝 4 瓶,则摄入 768 千卡,相当于一天所需能量的 1/3。经常喝啤酒的人会换来一个沉甸甸的啤酒肚,想控制体重就不容易了。

91. 久坐不动的危害有哪些

久坐不动的生活和工作习惯,对健康的损坏几乎"从头到脚"。久坐不动是增加全因死亡率的独立危险因素,因此每小时都应该主动起来动一动,动则有益。

(1) 久坐不动会引发全身肌肉酸痛,脖子僵硬,加重人的腰椎疾病和颈椎疾病。

(2) 久坐使人的脑供血不足,导致脑供氧和营养物质减少,加重人体乏力、失眠、记忆力减退,并增加患老年性痴呆的可能性(图30)。

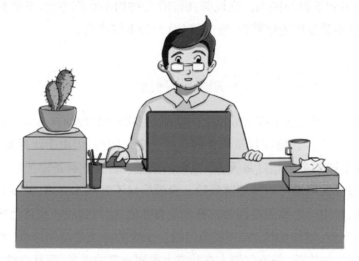

图30　久坐不动

(3) 久坐使人的全身血管血容量减少,心、肺功能减退,加重中老年人的心脏病,提前发生动脉硬化、冠心病和高血压等病症。

(4) 久坐容易引起肠胃蠕动减慢,出现食欲缺乏等症状,加重人的腹胀、便秘、消化不良等症状。

(5) 女性还会因久坐导致盆腔炎、附件炎等疾病。

(6) 久坐会令下肢血流不畅,容易造成双脚麻痹。

(7) 久坐还会导致人的心理压抑,精神状态欠佳等。

92. 健康成年人的适宜身体活动量是多少

每个人的体质有所不同,所能承受的运动量就会不同;个人的工作性质和生活习惯不同,在选择运动时间、内容、强度和频度时也可以有所不同。每天的运动可以分为两部分:一部分是包括工作、出行和家务这些日常生活中消耗较多体力的活动,另一部分是体育锻炼活动。

养成多动的生活习惯,每天都有一些消耗体力的活动,是健康生活方式中必不可少的内容。用家务、散步等活动来减少看电视、打牌等久坐少动的时间。

上下楼梯、短距离走路和骑车、搬运物品、清扫房间都可以增加能量消耗,有助于保持能量平衡(图31)。

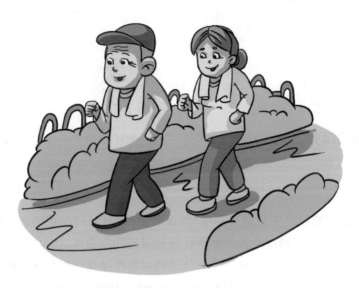

图31　健身一小步,健康一大步

每次活动应达到相当于中速步行 1 000 步以上的活动量,根据能量消耗量,骑车、跑步、游泳、打球、健身器械练习、做家务等活动都可以转换为相当于走 1 000 步的时间,完成相当于 1 000 步活动量。比如,可以这样粗略计划日活动量:健步走 2 000 步、自行车 7 分钟(相当于 1 000 步)、拖地 8 分钟(相当于 1 000 步)、中速步行 10 分钟(相当于 1 000 步)、太极拳 8 分钟(相当于 1 000 步)。强度大的活动内容所需的时间更短,心脏所承受的锻炼负荷更大。建议每天累计各种活动,达到相当于 6 000 步的活动量,每周约相当于 4 万步。

93. 有氧运动、无氧运动对健康体重有什么影响

运动分为有氧运动和无氧运动,有氧运动和无氧运动的区分基于运动中能量来源的差别,前者主要依靠三羧酸循环,后者主要依靠糖酵解。

有氧运动特点主要是强度低、有节奏、不中断、持续时间长,例如慢跑、游泳、快走、太极拳、健身操、骑自行车、各种球类运动等。有氧运动的重要作用是消耗能量和脂肪,很适合减肥前期进行(图32)。

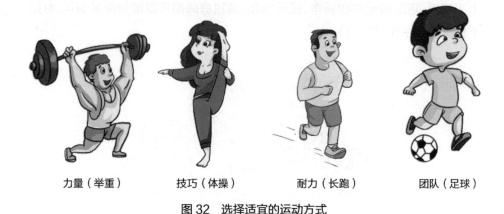

力量（举重）　　　　技巧（体操）　　　　耐力（长跑）　　　　团队（足球）

图 32　选择适宜的运动方式

无氧运动的特点主要是高强度、大运动量、短时间内的运动,常见的有跳高、举重、俯卧撑、深蹲以及各种需要健身器材辅助的锻炼,如果你想锻炼肌肉的话,无氧运动是最好的选择。无氧运动的主要作用是消耗身体的糖分,并且帮助增长肌肉。无氧运动可以更有效地促进肌肉健康,有助于预防和缓解肌肉衰减。肌肉作为身体最大的糖储存、脂肪和糖的分解器官,其功能状态影响着身体代谢功能的正常,因此其与代谢综合征、糖尿病、心血管病的发生、发展和预后都有关系。

总而言之,有氧运动是健康体重管理最有效的运动方式,也是适合大众减肥切实可行的运动方式。

94. 有氧运动是如何影响健康体重的

有氧运动是目前控制体重最理想的运动方式。有氧运动指人体在氧气充分供应的情况下进行的体育锻炼。即在运动过程中,人体吸入的氧气与需求相等,达到生理上的平衡状态。简单来说,有氧运动是指任何富有韵律的运动,其运动时间较长(约 15 分钟或以上),运动强度在中等或中上的程度(最大心率百分数为 60%~80%)。有氧运动是一种恒常运动,恒常运动是持续 5 分钟以上还有余力的运动,特点是持续运动时间长,安全性高,脂肪消耗得多。

长期坚持有氧运动能增加体内多余能量的消耗,并增加体内血红蛋白的数量,提高机体抵抗力,抗衰老,增强大脑皮质的工作效率和心肺功能,增加脂

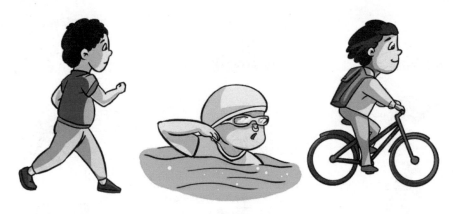

图 33　常见有氧运动

肪消耗,防止动脉硬化,降低心脑血管疾病的发病率。减肥者如果在合理安排食物的同时,结合有氧运动,不仅减肥能成功,并且减肥后的体重也会得到巩固。有氧运动对于脑力劳动者也是非常有益的。另外,有氧运动还具备恢复体能的功效(图 33)。

　　备注:心率是评价运动强度的常用指标,我们常用最大心率百分数来判断运动的强度。首先用 220 减去实际年龄得到自己的最大心率,然后用测量的即时心率除以最大心率就可以得到最大心率百分数。

95. 如何通过运动预防超重肥胖

　　除了控制饮食,运动是控制体重最好的方法。超重者加强体育锻炼,不但能促进体内脂肪的消耗,使臃肿的体形逐步恢复正常,还可以使身体的各器官得到锻炼,增强体质。有氧运动可以有效地控制体重,但在开始制订运动计划时,应当循序渐进,量力而行,要充分考虑自身身体状况、年龄等因素,运动频率、运动时间和运动强度相结合,才能有效地在增强体质、保持健康的情况下,科学合理地控制好体重。建议有氧运动天天有,抗阻练习每周 2~3 次,柔韧性练习随时做。

　　长期低强度身体活动(如散步)与高强度体育活动一样有效,这一点很重要。大多数肥胖者不喜欢体育活动,而且往往很难坚持。而低强度活动如散步、骑自行车等,人们很容易坚持,常是肥胖人群首选的运动方式,无论采取哪种运动方式,都是贵在坚持(图 34)。

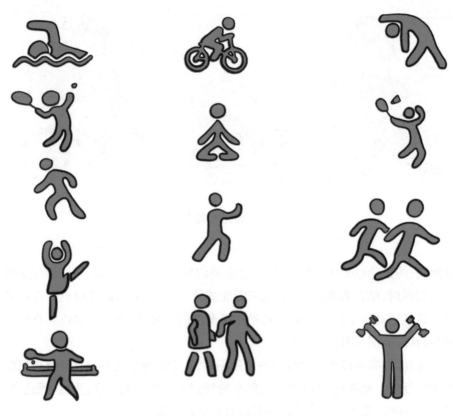

图 34　常见运动方式

96. 锻炼时如何做到循序渐进

　　体育锻炼要做到循序渐进，量力而行，不能为了贪求效果，突然过度增加运动量，不仅欲速则不达，还会对身体产生伤害。

　　一个平时身体活动很少的人，开始锻炼时，可以设定一个较低水平的目标，如每天进行 15~20 分钟或 2 000 步的活动量，选择使自己感觉轻松或有点用力的强度，以及习惯或方便的锻炼方式，如步行、骑自行车等。给自己足够的时间适应活动量的变化，再逐渐增加活动强度和时间。在锻炼一段时间后，同样的运动强度下，可以走得更快，感觉更轻松，说明自己的体质在增强，这时，可以设定一个更高的锻炼目标。这就是锻炼过程中所强调的循序渐进。

　　应该注意的是，如果有一天日常习惯的活动感觉到吃力，可能是身体的一时不适，也可能预示身体内某种潜在疾患的发作。请勿勉强坚持，可以减慢速度或停止运动。如果这种不适持续存在,并有加重的趋势,应及时就医。

97. 拉伸运动如何做才有益于健康体重

拉伸运动不仅可以使韧带肌肉和关节之间的配合更加柔和,减少受伤可能性,还有助于消除身体局部脂肪。拉伸运动包括主动拉伸和被动拉伸。

主动拉伸主要依靠肌肉收缩的力量,而不是其他外力使动作保持在某一个特定的位置上,这种运动可以增加韧带的柔韧性和肌肉的力量。被动拉伸是指利用自身的体重或者是器械使肢体保持一定的伸展位置,是一种缓慢的、放松性的拉伸,可以降低神经和肌肉的兴奋性,适宜于运动结束后放松时进行。

几种简单易行的主动拉伸方法如下:

(1)拉伸后背肌肉:坐在地上,双腿并紧伸直,勾脚尖,双手慢慢地拉住脚掌,上身微微往前倾(注意不要弯膝驼背),尽量把脚后跟拉离地面,坚持5秒后放下,重复3次。每天2次,持之以恒才能见效。

(2)拉伸大腿后部肌肉:坐在地上,把要拉伸的腿前伸,另一条腿弯曲,腿的外侧贴近地面,与伸直的腿组成三角形,背部挺直,从胯部尽量向前屈,双手抓住伸直腿的脚尖,保持这个姿势15分钟,换另一侧,重复以上动作。

(3)拉伸大腿内侧肌肉:坐姿,双脚脚底相互贴近,膝盖向外撑并尽量靠近地面,双手抓住双脚踝,保持这个姿势1分钟,放松,然后重复3次。

(4)拉伸小腿(后部)肌肉:俯身,用双臂和一条腿(伸直,脚尖着地)支撑身体,另一条腿屈于体前放松,身体重心集中于支撑脚的脚尖处,脚跟向后、向下用力,感觉到小腿后部肌肉被拉紧,保持紧张状态5秒,放松,重复3次,然后换另一条腿做3次。

98. 力量运动对健康体重有什么帮助

力量运动也就是负重练习、抗阻练习。力量运动有助于能量的消耗从而利于体重控制。人们通常认为这是针对塑造体形的运动,实际上它能够增加身体的肌肉力量、柔韧性和平衡力,能够改善情绪更好地应对压力,保护心脏健康,能够使注意力更集中、提升整体的健康状况,使人看起来更有活力。力

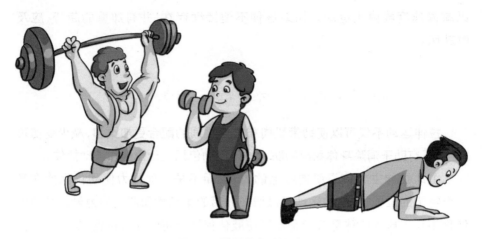

图 35   常见的力量运动

量运动包括仰卧起坐、举重、引体向上、俯卧撑等（图 35）。

　　力量运动能帮助消耗更多能量和提高新陈代谢，还能帮助减掉更多身体脂肪。当你为了减肥，开始有规律的运动并节食时，身体就会不知不觉地增加能量的消耗了，不仅会利用脂肪，同时也会利用肌肉作为燃料，而肌肉的减少对于保持健康体重来说是不利的。而当我们在注意饮食和运动的基础上加入力量练习时，可以在减肥的同时构建并维护肌肉数量。一般来说，1 斤肌肉每天可以燃烧 35~50 卡的能量，而一般的有氧运动是无法达到这样的效果的。

99. 柔韧运动如何做才有益于健康体重

　　超重或肥胖的人群一般缺乏运动。随着体重的上升，如果平时缺乏体育活动，身体就会出现各种僵硬，这时候，柔韧运动可以派上用场了。柔韧性，是被遗忘的健康因素，指的是一系列关节运动。柔韧性由控制关节的肌肉情况而定。如果肌肉太过紧张，关节就不能全方位地活动。随着年龄的增长，人们往往会减少运动范围。如果你比较胖又不爱运动，你可能会经常感到身体僵硬或不能很好地活动肢体，很难弯腰和挺直。改善柔韧性的运动能帮你更容易地弯腰、翻转和伸展肢体，也能改善身体的敏捷和姿态，以及防止突然运动所引起的伤害。

　　柔韧运动可以拉伸肌肉改善柔韧性。指导原则如下：

缓慢地伸展,伸展到肌肉的最大范围,避免剧烈的拉伸,否则容易导致肌肉的损伤和酸痛。在不感到疼痛的前提下,尽量避免拉伸的过大或不正确的拉伸方法而损伤肌肉组织。伸展后持续至少 15 秒,30 秒就更好了。伸展过程中自然呼吸,不要憋气。重复多次练习。把伸展运动作为热身运动,使肌肉、肌腱和韧带更灵活并且更容易伸展(图 36)。

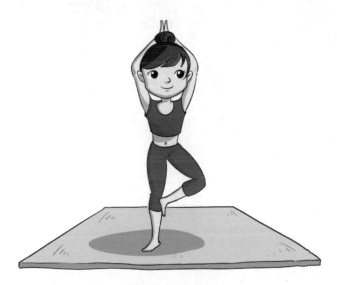

图 36　柔韧运动

100. 慢跑可以减脂吗

根据运动医学的研究,坚持长期慢跑可以改善机体对胰岛素的敏感性,有效降低胰岛素的分泌,促进体内的各项代谢,减少体内脂肪的堆积。同时慢跑能降低血脂水平,加速脂肪的分解代谢。一方面防止了过多能量转化为脂肪,还有助于体内脂肪的燃烧。据统计,每小时 9 千米的跑步速度,1 小时可消耗约 655 千卡能量;每小时 12 千米的跑步速度,1 小时可消耗 700 千卡能量。慢跑运动时要注意运动强度适宜,不能过度。

适宜运动强度的表现:慢跑后感觉轻松愉快,微微出汗,食欲和睡眠良好,经过休息后疲劳感和肌肉酸痛感自动消失,体力充沛,有运动的欲望。运动强度不足的表现:慢跑后脉搏无较大变化,身上没有发热感,没有出汗。运动强度过大的表现:慢跑后头晕眼花、胸闷气喘、大汗淋漓,感觉非常累,没有胃口,睡眠不佳,第二天周身乏力,没有想去运动的欲望(图 37)。

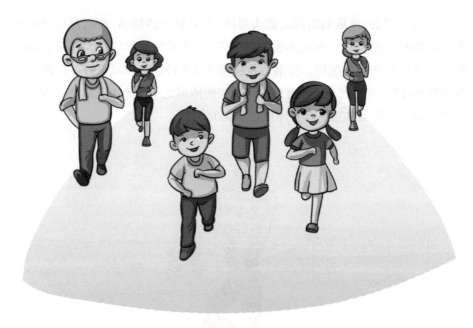

图 37　慢跑

101. 骑自行车对健康体重有什么作用

　　骑自行车能减肥,原因在于它是一种有氧的周期性运动项目,消耗的能量多,能显著减少体内的脂肪含量。另外,骑车更是一种代步工具,给人自由畅快的感觉。骑自行车时,人体全身的肌肉都会运动起来,脂肪也开始加速燃烧。运动医学研究表明,每天能坚持中等速度骑车 5 千米,一年能减少 9 千克的体重。据统计,以每小时 9 千米的速度骑自行车,1 小时可消耗 245 千卡能量;以每小时 16 千米的速度骑自行车,1 小时可消耗约 415 千卡能量。

　　骑自行车减肥每周不能少于 3 次,而且每次的骑行时间要在 30 分钟以上,超过 60 分钟也不好。减肥者刚开始骑自行车锻炼时,骑行速度不宜过快,如果感觉劳累,可以隔一段时间慢速骑 1~2 分钟以恢复体力,锻炼一段时间后再逐渐增加运动强度和持续时间。

　　骑自行车过程中应遵守交通规则,定期检查自行车车况,比如刹车、车铃、车胎等,避免骑车时交头接耳注意力不集中等,以免因为运动而造成身体损伤和意外伤害(图38)。

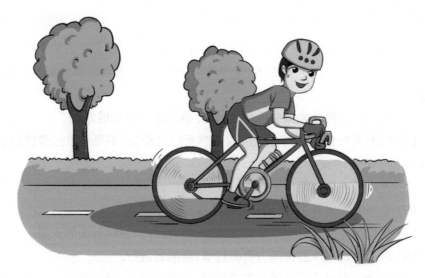

图 38　骑车运动

102. 坚持每天 6 000 步对体重控制的影响怎样

每天走 6 000 步 ≈ 3~4 千米行走距离 ≈ 30 分钟中等强度运动。

《中国居民膳食指南(2016)》建议成年人每天进行累计相当于 6 000 步以上的身体活动。6 000 步可以一次完成,也可以分 2~3 次完成。

除基础代谢外,身体活动消耗的能量是影响人体总能量消耗的最重要部分,约为总能量消耗的 15%~30%。人体能量需要量的不同主要是由于身体活动水平的不同所致。如静态或轻体力活动者,其身体活动的能量消耗约为基础代谢的 1/3;而重体力活动者如运动员,其总能量消耗可达到基础代谢的 2 倍或以上。每天中等强度活动 6 000 步可达到能量消耗的最低比例(15%)。

长时间、有节奏、速度相对较快地走路,之所以能改善健康在于五方面原因:消耗能量,利于控制体重;促进下肢静脉回流,保护心脏;锻炼身体协调能力和平衡感,延缓衰老;增强心肺功能,改善血液循环;使疲惫的大脑放松,恢复精力。

103. 运动时需要注意什么

运动不仅有利于保持健康体重,还能够降低患慢性疾病的风险。但是要适当运动,科学运动,避免运动不当的伤害。在运动时需要注意的安全事项如下：

（1）平时很少运动，岁数在中年以上，计划锻炼前应做必要的健康检查。

（2）冠心病、糖尿病、高血压、骨质疏松、骨关节病等患者参加锻炼应咨询医生。

（3）每次运动前应先做些伸展运动，开始后逐渐增加用力。

（4）根据天气情况和身体状况调整当天的运动量，不要强求过多或过少，要保持适中的运动量。

（5）运动后不要立即停止活动，应逐渐放松。

（6）日照强烈出汗多时，适量补充水和盐。

（7）步行跑步应选择安全平整的道路，穿合适的鞋袜，舒适的衣服。

（8）肌肉力量锻炼避免阻力负荷过重，应隔日进行。

（9）运动中出现持续加重的不适感觉，应停止活动，及时就医。

总之，要根据自己的身体状况和运动习惯，结合主观感觉选择运动类型，量力而行，循序渐进（图39）。

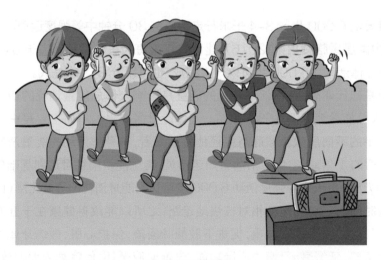

图39　适当运动

104. 减肥有没有捷径可循

俗话说"一口吃不成胖子"，但胖子却是一口一口吃出来的。研究表明，如果一个人每天（每餐）仅仅增加不多的食物摄入，一口一口累积起来，一年大约可以增加体重1千克，10年、20年下来，一个体重在正常范围内的健康人就可以变成肥胖患者。一个人从健康体重发展到肥胖往往要经历一个较长的过程,这种变化必然建立在能量摄入大于消耗的基础之上。

预防不健康的体重增加要从控制日常饮食量做起,从少吃"一两口"做起。这样每天减少一点能量摄入,长期坚持才有可能控制住体重上升的趋势。另一方面,人们也应增加各种消耗能量的活动来保持能量的平衡。总之,减肥必须以合理控制饮食,合理运动为基础,注意生活细节,从饮食习惯入手才切实可行,循序渐进、坚持不懈才能成功(图40)。

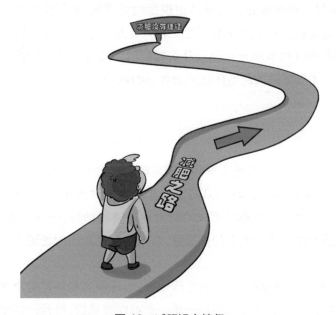

图40 减肥没有捷径

105. 在控制体重过程中,心理会有哪些变化

减肥不仅仅是要控制好自己的体重,还必须要从心理方面入手才行。很多人在减肥的时候都是以控制自己的体重为目的的,当发现自己的体重达到某个目标的时候,他们就会开始放弃原来的减肥方法,甚至出现暴饮暴食情况。这样导致的后果就是在减肥以后出现反弹,有的甚至在原有的基础上长胖了不少,所以,他们开始抱怨,说某种减肥方法的减肥效果并不理想,甚至有的人会说:"减肥"只会让自己越来越"肥"。

在实际减肥的过程当中可能会遇到很多问题,比方说美食诱惑等,这样的情况下可能有的人就会因为抵抗不了美食诱惑而出现前功尽弃情况,而有的人则坚持了下来成功减肥。所以,减肥一定要有足够好的心理素质,确保自己不会受到身边来自各方面的诱惑困扰,只有这样坚持才能更好地控制自己的体重。

可能在很多没有尝试过减肥的朋友眼里,减肥是一件比较简单的事情,只要自己能够保持饥饿感,并结合实际情况对自己的饮食结构做出调整,再加上规律的运动,就能让自己成功瘦下来,但是,减肥其实并不是这么简单的,在实际减肥的过程当中必须要付出非常大的努力才行,并且要有足够强的毅力,才可以克服心理上的畏难情绪,从而让自己更容易接受自己所选择的减肥方式。

肥胖不仅仅是体重超标或身体出现疾病等问题,也可能是情绪或心理上的问题,不可忽视! 建议在选择减肥之前一定要先制订一个比较完美的减肥计划,在减肥的过程当中无论遇到什么样的诱惑也要坚持按照既定计划来进行,只有这样才能够最大化地保证减肥计划的成功。

106. 超重肥胖的健康管理包括哪些方面

健康管理是指对个人或人群的健康危险因素进行全面管理的过程。通过专业的健康管理机构(健检中心)对个人和群体的健康状况、生活方式和居住环境进行评估,为个人和群体提供有针对性的健康指导,干预实施,进行全方位的管理,最大化地调动大家的积极性,有效地利用有限的资源来达到最好的健康效果。

对超重肥胖的健康管理,包括生理健康、心理健康和环境健康内外统一的和谐。要树立一个观点:减肥不是一朝一夕可以完成的,要预防体重进一步增长,最好使其体重逐步稳定降低,并对已出现并发症的患者进行疾病管理,如自我监测体重,制定减轻体重目标,以及指导相应的药物治疗方法。通过学习健康知识提高对肥胖可能进一步加重疾病危险性的认识,并努力提高自己的信心,通过实际行动实现健康体重。

肥胖的最主要原因是能量的摄入与消耗不平衡,因此控制饮食是减肥的第一步。饮食摄入量要少,同时注意各营养素的合理搭配,控制糖和脂肪的摄入。运动减肥也是被大众所接受的最健康的减重方式。运动可使身体成分中瘦体重增加,使身体结实、健美,对心血管功能有良好的改善作用,从而促进了运动者的健康。制订适当的运动计划,坚持实施,往往可以获得较佳的减重效果。由于种种原因体重仍然不能减低者,或行为疗法效果欠佳者,可以考虑在医师指导下,用药物辅助减重。

107. 超重肥胖的健康管理需要注意什么

超重肥胖要随时保持预防或减重的意识,具体有几点要求:

(1)应当树立正确观念,即肥胖是可以预防和控制的,某些遗传因素也可以通过改变生活方式来抗衡。超重肥胖必须防治,否则不仅损害身心健康,降低生活质量,而且与慢性病的发生息息相关。对超重肥胖的预防干预是比较经济而有效的措施。

(2)日常生活中,达到能量平衡和保持健康的体重;限制来自总脂肪的能量摄入并从食用饱和脂肪改变为食用不饱和脂肪;增加水果和蔬菜以及豆类、全谷类和坚果的食用量;限制糖的摄入以及增加身体活动。

(3)践行健康的生活方式,戒烟、限酒和少盐。经常注意自己的体重,预防体重增长过多、过快。成年后的体重增长最好控制在5千克以内,超过10千克则相关疾病危险增加。要提醒有肥胖倾向的个体(特别是腰围超标者),定期检查与肥胖有关疾病危险的指标,尽早发现高血压、血脂异常、冠心病和糖尿病等隐患,并及时治疗。

108. 怎样进行超重肥胖的营养预防

预防超重肥胖比治疗更易奏效,更有意义。最根本的预防措施是适当控制进食量,自觉避免高糖类、高脂肪饮食,经常进行身体活动和锻炼。

要做好超重肥胖的营养预防,一方面要在全社会范围内开展人群的一级预防,使人们对其有正确的认识,改变不良的生活方式、饮食习惯和不合理的膳食结构等,使人群中肥胖的危险因素水平大大降低,从而控制肥胖的发生;另一方面则要提高危险因素易感人群的识别,并及时给予医疗监督,以控制此类人群超重肥胖的进展。

从妊娠中期胎儿到幼儿期5岁以前,是人的一生中机体生长最旺盛的时期,能量摄入过多将会促使全身各种组织细胞,包括脂肪组织细胞的增生肥大,奠定了超重肥胖的基础。预防工作要从妊娠期和幼儿期开始抓起,重点纠正婴儿越胖越好的错误观念,提倡母乳喂养与适度喂养,掌握好吃动平衡。学龄前期儿童应养成良好的生活习惯和进食习惯,以及各种体力活动和劳动的习惯。

青春(早)期,是一个关键时期,也是危险时期,重点是加强营养知识科普、运动方式训练的指导,正确认识肥胖等。尤其是部分人群,除了体脂增多,心

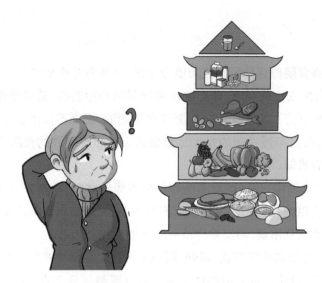

图41   适当控制进食量

理上的压力、担忧、冲突也将增多,不能片面追求节食、禁食,盲目服用减肥食品或药品(图41)。

中年以后,每天的能量需要随着年龄的增长而递减,必须及时调整日常饮食与作息,根据具体情况有针对性地对体力活动和饮食摄入量进行相应的调整,以免体内有过剩的能量储存。

另外,对孕妇加强营养教育,使其适当进行身体活动,不单纯为控制体重而限制饮食,使肥胖的营养预防工作在胎儿时期就能得到较好的贯彻。

109. 超重肥胖的营养教育知识从哪些途径可以获得

营养健康信息传播是营养教育的基本策略和手段,综合运用多种传播途径和手段,是营养教育最有效的干预措施之一。

(1)人际传播:人与人之间的信息交流,可以面对面直接进行,也可借助电话、邮件、书信、网络通信工具等传播媒体。传播形式有咨询、个别访谈、劝服、指导等。人际传播简便易行且节省人力、物力资源,可以即时反馈,随时调整教育内容,具有良好的针对性,是最真实的传播,可以获得较完整、全面的信息,是一种较为广泛使用的教育方式。

(2)群体传播:非组织的一般群体的信息交流活动,通常在群体与成员、成员与成员之间进行。信息流向是双向的,具有较好的民主性,是实现社区动员的常用策略,适用于各种不同目的的教育活动。以专题小组讨论等形式开展活动,通过群体成员的互动来进行营养信息的传播,帮助参与者改变错误认识和不良行为习惯。

(3) 组织传播:也称团体传播,以组织为主体,在组织成员之间或组织之间的信息传播活动。与群体传播不同,是有组织、有领导、有一定规模的信息传播活动。现代社会的组织化高度发达,营养教育以组织传播的形式进行信息的传递与交流,以组织机构的名义设立大众传媒、举办大型公益活动,比如全民营养周和"5·20"学生营养日等。

(4) 大众传播:职业性传播机构通过报刊、广播、电视、书籍等大众传播媒介,以一般社会大众为对象,进行大规模信息生产和传播的过程。这是目前人类社会最重要的一种传播形式,是人们获得外界信息的主要提供者。现在,对年轻人来说,大众传播比较普遍的形式是关注微信公众号,如中国营养与健康、营养与疾病预防、营养进万家、山东疾控等。对老年人群来说,还是以传统的广播电视等媒体为主。

110. 超重肥胖的营养教育知识包括哪些

超重及肥胖严重危害人的身体健康,不仅个人要重视,政府更要重视,政府应加大对预防超重及肥胖的宣传力度,同时采取有效措施,对相关行业如餐饮、企事业单位提出相应的规定和要求,如配备营养师、规定份额等。

首先,提高对超重及肥胖危害的认知。2012 年,世界卫生组织(WHO)警告,超重和肥胖是全球引起死亡的第五大风险,每年因肥胖而死亡的人至少280 万。如今死因前三位的疾病为恶性肿瘤、脑卒中、心脏病(心肌梗死)。肥胖可以引发多种疾病,如高血压、冠心病、心绞痛、脑血管疾病、糖尿病、高脂血症、高尿酸血症、女性月经不调等。还能增加人们患恶性肿瘤的概率。肥胖者与非肥胖者相比,其发病率显著增高,尤其对糖尿病、心血管疾病危险最大,也是导致其死亡的主要原因。因此,控制肥胖才能有长久的健康。

其次,强化"预防为主,防患于未然"的意识。对肥胖者来讲,减肥是一个非常困难也是非常痛苦的过程,且容易反复,做好肥胖症预防的宣传教育防止肥胖症发生,比治疗肥胖症及并发症更有现实意义,可大大减少各种社会资源的浪费和医疗费用的支出,更能获得良好的社会效益和经济效益,也是最根本、最有效的遏制肥胖带来的各种危害的最佳策略。

再次，普及科学饮食知识，建立健康生活理念。全民推行健康生活方式，牢固树立健康饮食观念，科学饮食、合理饮食，就要掌握营养科学知识，特别要掌握合理营养、膳食结构与膳食指南等知识。熟知中国营养学会平衡膳食宝塔内容，使科学饮食成为人人知晓的常识，摒弃一味追求口味、饮食无度的陋习，建立健康饮食意识。

最后，积极倡导健康生活方式，使健康行为渗透到生活的各个层面，体现在日常生活的点点滴滴中。改善饮食模式，控制总能量是预防超重及肥胖的基础，能量的摄入多于消耗，是肥胖的根本成因。所以一定要控制能量摄入，量出为入，确保能量平衡。饮食总量要控制，吃七八分饱，防治肥胖就要从少吃一口开始。应记住："饱食一顿能损一日之寿"的道理。具体措施：延长咀嚼时间，餐前喝汤。汤能稀释胃酸，明显减少饥饿感。建议餐饮业和企事业单位采用分餐制、配餐制，保证合理营养，同时避免过量和浪费。

III. 如何管理超重肥胖的饮食和运动

科学饮食，平衡膳食。食物多样，以谷类为主；多吃蔬菜、水果和薯类；常吃奶类、豆类或其制品；经常吃适量鱼、禽、蛋、瘦肉；少吃肥肉或荤油；膳食宜清淡。

三餐定时定量，控制并纠正不良饮食习惯，如常吃零食、餐后吃水果、晚上吃夜宵、大量饮酒、进食甜食、进食能量高的食物（比如巧克力、咖啡等）。

严格管理晚餐，纠正晚餐过多过好的现象。晚间人体代谢率只有清晨的一半，过剩的能量贮存在体内，天长日久造成脂肪堆积变胖。控制好晚餐对控制超重及肥胖很重要，正确的做法是"早餐吃饱，中餐吃好，晚餐吃少"。提倡严格控制晚餐，对人的健康大有益处。肥胖者可考虑用少吃多餐代替一日三餐，只增加次数不加总量，同时保证早餐多而晚餐少、取消夜餐。每天坚持喝2 000毫升水，每次约240毫升，分起床后、早餐时、上午、午餐时、中午、下午、晚餐前和晚餐时喝。

养成运动的习惯，保证运动时间，运动消耗能量，是控制超重及肥胖的重要环节。培养运动的意识，只要有机会就运动，尽可能减少在电脑和电视前的时间；在机关、企事业单位关心职工健康，积极推广工间操；鼓励步行或骑自行车上下班；每天保证活动时间30~60分钟，推行健康的生活方式。

加强自我管理，建立健康档案。家庭配备体重测量仪，每天测量，随时掌握体重的变化,及时提醒自己控制食量,加强运动,使体重控制在预期目标中。每年进行较全面的健康体检,密切关注与肥胖相关的各项指标变化,例如血压、血糖、血脂,肝胆胰脾肾等项目。定期分析,及时调整饮食和运动计划。

112. 怎样进行肥胖的营养治疗

合理的配餐,既可以达到控制肥胖的目的,又能在主要营养素之间保持合适的比例,从而使人体需要与膳食供应之间建立起平衡的关系,以避免供应不足造成营养不良,也避免因供应过量而加重肥胖。对肥胖的营养干预措施首先是严格控制总能量的摄入,即饮食供给的能量必须低于机体实际消耗的能量,使机体保持能量的负平衡,从而使体重逐渐恢复到正常水平。蛋白质供给不宜过高,选用高生物效价优质蛋白,如牛奶、鱼、鸡、蛋清、瘦肉等。限制脂肪和碳水化合物的摄入量,保证维生素、矿物质和膳食纤维的合理供应。总之,良好的减肥饮食就是含能量低、来源分配得当,而且营养平衡(图42)。

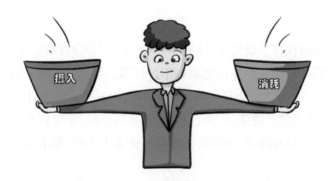

图 42　摄入与消耗平衡

113. 肥胖的营养治疗需要注意什么

引导肥胖患者认识肥胖的不良后果及营养调节的意义是很重要的措施之一。患者有了正确的认识,才有可能改变饮食行为,如果减肥者自觉自制,效果就会比较好。因此,进行肥胖的营养治疗要注意患者的心理调节,尤其在营养治疗初期应给予其足够的关心和鼓励。行为调整在肥胖的营养治疗中也至关重要,让每人反省自己的生活和饮食行为,找出不良的生活或饮食习惯,并加以调整。具体的措施有:

（1）感到焦虑时，应避免采用进食来缓解。

（2）避免边看电视边吃零食。

（3）进食时充分咀嚼，避免进食过快。

（4）规律饮食，不暴饮暴食，避免吃饭过饱。

（5）避免经常喝酒或经常在饭店进餐。

（6）晚餐要少，避免睡前加餐或晚餐吃得多而后又很少活动。

（7）多吃蔬菜，少吃荤菜。

（8）避免偏食、挑食，改掉爱吃甜食、零食、临睡前吃点心、饭后立即睡等习惯。

（9）避免咖啡、浓茶。

（10）饮食变化应循序渐进，避免急于求成。

（11）避免进水过少，虽然减少水的摄入可以增强饮食控制，但长期水分不足会脱水，引起电解质紊乱。

（12）注意食物体积大小，过大过小都不好。

114. 孕期体重管理需要注意什么

很多准妈妈在怀孕期间担心胎儿的营养不够而大补特补，导致体重猛增，其实这样对妈妈和胎儿的身体健康都不是好事。孕期体重增长以 12.5 千克左右最为合适，增长过快会导致各种妊娠病症的发生。孕期日常膳食要讲究荤素搭配，保障餐餐有蔬菜，天天有水果，蔬果巧搭配，享受好美食。孕早期胎儿生长发育速度相对缓慢，所需营养与孕前无太大差别，蔬菜水果的摄入可略

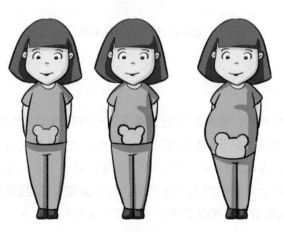

图 43　孕期体型变化

有增加,多注重可口多样、易于消化。孕中期后,胎儿生长发育逐渐加速,母体生殖器官的发育也相应加快,对营养的需要增大,膳食摄入就要合理增加,蔬菜水果的摄入量相应也要增大(图 43)。

115. 如何正确控制孕期体重

　　整个孕期体重增加 12.5 千克左右最为合适。具体来说,孕前体重正常的女性,孕期体重增加 12 千克为宜;孕前体重低于标准体重 10% 的女性,孕期体重增加 14~15 千克为宜;孕前体重超过标准体重 20% 的女性,孕期体重增加 7~8 千克为宜。女性标准体重(kg)= 身高(cm)-105。

　　为了控制体重过快增长,除了要控制饮食外,每天还应进行不少于 30 分钟的低强度运动,最好是 1~2 小时的户外活动,如散步、做体操等。适宜的运动,有利于维持体重的适宜增长和自然分娩(图 44)。

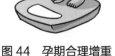

图 44　孕期合理增重

116. 孕期身体活动注意事项有哪些

　　怀孕的时候保持运动的习惯,不但能保持较好的体力,肌肉弹性也会增加。从怀孕的第一个月开始,为了宝宝的安全,最好不要做太激烈的运动,简单的伸展操或是散步,就很适合。孕中期是相对平稳的阶段,这期间孕妇可以出门走走,适量活动,利用心率来评价运动强度,一般而言以不超过每分钟 140 次为原则。每一次运动的时间不应超过 15 分钟。在运动前、运动中和运动后 3 个阶段要补充充足的水分,以免出现体温过高的现象。同时避免跳跃和震荡性的运动,避免含有改变方向的运动,避免在炎热和闷热的天气状况下做运动。怀孕 4 个月后,禁止做背部仰卧运动。孕晚期孕妇也要适量运动,比如做孕期瑜伽、走路散步、简单的伸展操、骑脚踏车(选择固定式的健身器材,因为不必承受身体重量,做起来会轻松一些)、简单的慢舞、游泳(最好选择温水游泳池,以免着凉)。

五、消瘦低体重
健康指导

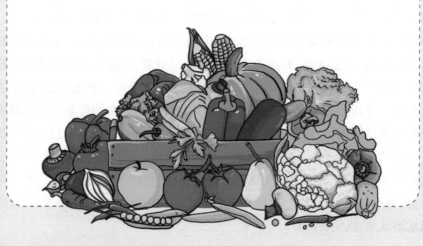

本部分重点是对消瘦低体重进行健康指导。介绍了消瘦低体重的原因、营养不良等常识，儿童低体重、生长迟缓和消瘦的概念、诊断治疗和预防措施；哪些疾病和药物易引起消瘦低体重；内分泌及精神因素对消瘦低体重的影响；指导低体重人群正确饮食和锻炼，做好心理调节；明确了消瘦低体重人群的健康管理原则和内容；对消瘦低体重人群如何做好营养干预和营养宣传教育等。

117. 什么是儿童低体重、生长迟缓和消瘦

儿童营养状况需要用生长发育和营养不良状况等指标综合反映，其中最主要的指标包括身高（长）和体重，通常用生长迟缓、低体重、消瘦和超重、肥胖来反映。

（1）低体重：儿童的年龄别体重低于同年龄、同性别参照人群值的中位数减去 2 个标准差。此指标表明近期或长期蛋白质和能量等摄入不足，反映了儿童急性或慢性营养缺乏。

（2）生长迟缓：儿童的身高（长）比相应年龄组人群的身高（长）均值数低 2 个标准差以下为生长迟缓，生长迟缓是营养素长期缺乏的累积结果，主要表现为身高（长）低于正常水平，反映了儿童慢性营养缺乏。

（3）消瘦：儿童的年龄别身高正常，但身高别体重低于同性别、同身高参考人群值的中位数减去 2 个标准差。

118. 怎样诊断治疗儿童的消瘦低体重

根据病史和体检结果诊断儿童的消瘦与低体重。

治疗要点：通过定期健康检查或使用儿童生长发育图进行生长监测，以便早期发现体重偏低，并查找原因，有针对性地采取治疗措施，积极治疗原发病。排除器质性疾病后，如为营养因素所致，不论是低体重还是消瘦，均可通过加强营养、合理膳食、适当补充营养食品来纠正。如为心理因素，应给以关爱；为儿童创造一个良好的生活环境，使儿童在健康幸福的环境成长，可使低体重或消瘦的儿童在干预后成长为正常体重。

119. 引起消瘦低体重的原因有哪些

（1）营养因素：营养因素是引起低体重和消瘦的主要原因。主要是蛋白

质、能量的近期或长期缺乏造成的,如婴儿期喂养不当,未能及时添加辅食,不适当地使用断奶食品;或者久病虚弱导致营养不良等,这些因素均可造成低体重和消瘦。

(2)生活与饮食习惯因素:饮食及生活习惯不科学会导致消瘦。饮食摄入不足,饮食搭配不合理,进餐不规律,过度疲劳、睡眠不佳等因素都容易导致消瘦。

(3)体质、遗传因素:除体重较轻、看上去消瘦外,如果无其他方面异常,可能是基础代谢率高或者身体活动多,使之能量消耗过多从而表现出低体重或者消瘦。此类人群往往有家族史,存在遗传因素,如父母属于消瘦体型,子女大多消瘦。对此只要注意适当运动或增加能量和蛋白质的供给,一般不需任何治疗。

(4)精神因素:经常精神紧张、学习工作压力大、负担过重或受到压抑等精神因素,均可影响食欲从而导致体重降低。有些人进食并不少,但因精神压力过大、情绪不好、睡眠不佳等原因,体重不但不会因为吃得多而增加,有时甚

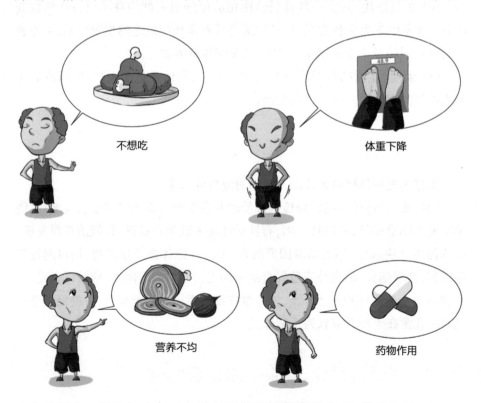

图 45　常见消瘦低体重相关因素

至会下降。青春期女孩可因生理心理上的变化，引起神经性厌食，也会影响体重增加，对此类人群应加强心理指导和健康教育，必要时对其进行及时的心理疏导。

(5) 疾病因素：慢性消耗性疾病，如结核病、反复呼吸道感染、肠寄生虫病、慢性消化不良以及慢性肝炎等，均可导致消化吸收功能降低及蛋白质、能量消耗增加。恶性肿瘤，如白血病、淋巴肉瘤等疾病的晚期患者，消瘦也很常见。

(6) 内分泌或代谢异常：如糖尿病、肾上腺皮质功能减退等造成的消瘦，一般较为少见 (图 45)。

120. 什么是营养不良

常见的营养不良包括蛋白质 - 能量营养不良（PEM）及微量营养素缺乏。蛋白质 - 能量营养不良显示身体内能量和蛋白质的可利用量或吸收量不足。微量营养素缺乏显示一些必需营养素的可利用量不足，例如身体内少量而不可或缺的维生素和微量元素的可利用量不足。

蛋白质 - 能量营养不良是一种最常见的营养缺乏病，主要见于 3 岁以下婴幼儿。这类营养不良除体重明显减轻、皮下脂肪减少和皮下水肿以外，常伴有各种器官的功能紊乱。临床上分为：以能量供应不足为主的消瘦型；以蛋白质供应不足为主的水肿型；介于两者之间的消瘦 - 水肿型。蛋白质 - 能量营养不良可以引起多种并发症，如营养性贫血、各种维生素缺乏、感染和自发性低血糖。发生蛋白质 - 能量营养不良的原因是多方面的，直接原因是能量和蛋白质等营养素摄入不足，或因某些疾病而引起能量和蛋白质等营养消耗增大和摄入不足或消化吸收功能障碍。儿童处于生长发育时期，他们不但需要能量和蛋白质等营养素维持生命，而且还要用以满足生长发育的需要。因此在这个时期如果得不到合理营养，常易出现营养不良。

微量营养素缺乏可导致各种各样的疾病，削弱身体的正常功能。缺乏微量营养素（如维生素 A 等），会降低身体抵抗疾病的能力，降低智力、各种能力、肌肉张力等，甚至引起严重的健康问题。我国居民易缺乏的微量营养素主要有铁、锌。

营养不良状况在体重方面的表现：成年人主要表现为低体重；儿童青少年在表现为低体重的同时，往往同时伴随生长迟缓和消瘦。

121. 儿童蛋白质-能量营养不良的诊断标准是什么

（1）病史及体格检查：根据患儿出生史、年龄、喂养情况、体重下降、皮下脂肪减少及其营养素缺乏等症状和体征，营养不良的诊断并不困难。对轻症患儿，需通过纵向生长监测才能发现。能量营养不良者以消瘦为特征，蛋白质营养不良者以水肿为特征，既有体重明显下降又有水肿者为混合型蛋白质-能量营养不良。

（2）临床分为三度：Ⅰ度体重减低15%~25%，腹部皮褶厚度为0.8~0.4毫米；Ⅱ度体重减低25%~40%，腹部皮褶厚度<0.4毫米；Ⅲ度体重减低>40%，腹部皮褶消失。常合并贫血、维生素A、B族维生素和维生素C缺乏及锌缺乏；重者生长发育停滞，全身各脏器和免疫功能紊乱。

鉴别诊断：注意与锌缺乏和其他营养素缺乏引起的消瘦相区别；与结核感染、肠寄生虫病、肠吸收不良综合征等慢性疾病鉴别。

122. 什么是蛋白质-能量营养不良型消瘦

蛋白质-能量营养不良是一种因缺乏能量和蛋白质而引起的营养缺乏病，这是目前发展中国家较为严重的一种营养缺乏病。该病主要发生在婴幼儿，在经济落后、卫生条件差的地区尤为多见，是危害小儿健康、导致死亡的主要原因之一。

在临床上又分为消瘦型、水肿型及消瘦-水肿混合型。蛋白质-能量营养不良以消瘦为主要特征。儿童体重明显下降，骨瘦如柴，生长发育迟缓，皮下脂肪减少，皮肤干燥松弛，多皱纹，失去弹性和光泽，头发稀疏、失去固有光泽，脸颊消瘦，体弱无力，缓脉，低血压，低体温，易哭闹等。常伴有腹泻、腹壁变薄、腹部凹陷呈舟状、肝脾大，常易合并感染，并常伴有维生素缺乏症等。营养不良给儿童带来的危害除了生长发育障碍以外，还能导致后天性免疫缺陷，而且营养不良与传染病是紧密相连的，营养不良的儿童抗病能力减弱，因此容易患病。而因为患病，又导致营养不良加剧，形成恶性循环。必须采取综合治疗，除增加营养外，还要注意护理和预防并发症。

123. 如何预防儿童蛋白质 - 能量营养不良引起的消瘦

预防蛋白质 - 能量营养不良引起的消瘦,重点是加强儿童保健,进行营养指导,宣传合理的喂养知识,注意卫生,预防疾病。

(1) 合理喂养:大力提倡母乳喂养,出生后 6 个月内完全母乳喂养,此后应逐渐按需添加辅食。母乳不足者,或不宜母乳喂养者应采取合理的混合喂养或人工喂养。对幼儿应注意食物种类的正确搭配,对偏食、挑食的习惯予以纠正。

(2) 防治疾病:改善个人卫生和环境卫生,预防急、慢性传染病的发生,注意食具的消毒,防止胃肠道疾病的发生,按期进行预防接种。

(3) 生长发育监测:应用生长发育监测图,定期测体重并在生长发育监测图上标出,将测量结果连成曲线,如发现体重增长缓慢、不增或下跌,应及时寻找原因予以处理。

(4) 合理安排生活制度:保证睡眠,适当的户外运动和身体锻炼,使儿童生活具有规律性。

124. 哪些疾病易引起消瘦低体重

从病理角度上说,消化系统疾病、糖尿病、甲状腺功能亢进、肝炎、肾病等许多疾病都可引起身体消瘦;久病体虚、营养不良也可引起消瘦。应及时治疗疾病,加强营养,适当增加身体锻炼,以使体重恢复正常。具体来讲:

首先,食物摄入不足引起的消瘦。

(1) 食物缺乏、偏食或喂养不当引起的消瘦:可见于儿童营养不良、佝偻病等。

(2) 进食或吞咽困难引起的消瘦:常见于口腔溃疡、下颌关节炎、骨髓炎及食管肿瘤等。

(3) 厌食或食欲减退引起的消瘦:常见于神经性厌食、慢性胃炎、肾上腺皮质功能减退、急慢性感染、尿毒症及恶性肿瘤等。

其次,食物消化吸收、利用障碍引起的消瘦。

(1) 慢性胃肠病:常见于胃及十二指肠溃疡、慢性胃炎、胃肠道肿瘤、慢性结肠炎、慢性肠炎、肠结核及克罗恩病等。慢性肠炎会造成肠道黏膜的炎性改变、增厚、吸收功能减弱、营养物质吸收减少，导致消瘦。再有就是慢性胃炎可以引起局部的菌群失调，可以影响食物的消化，间接引起消瘦。

（2）慢性肝、胆、胰病：如慢性肝炎、肝硬化、肝癌、慢性胆道感染、慢性胰腺炎、胆囊和胰腺肿瘤等。

（3）内分泌与代谢性疾病：常见于糖尿病等。

（4）其他：久服泻剂或对胃肠有刺激的药物。

最后，机体需要量增加或消耗过多引起的消瘦。如生长、发育、妊娠、哺乳、过劳、甲亢、长期发热、恶性肿瘤、创伤及大手术后等。

125. 哪些药物易引起消瘦低体重

以下情况可引起消瘦低体重：

（1）长期使用各种抗生素、磺胺药治疗感染性疾病。

（2）长期应用氨茶碱、对氨基水杨酸、氯化铵、雌激素等可致上腹部胀满、食欲减退。

（3）服用甲状腺素、苯丙胺等药物可使代谢率明显增加，三大营养物质氧化分解代谢增加，虽有多食，仍会使体重明显减轻。

（4）长期应用泻药影响肠道吸收功能可致消瘦。

126. 内分泌及精神因素对消瘦低体重有哪些影响

（1）下丘脑综合征：多种因素致下丘脑损伤，腹外侧核食饵中枢（嗜食中枢）损害，则腹内侧核饱觉中枢（厌食中枢）相对兴奋而拒食、厌食，导致消瘦。

（2）垂体功能减退症：包括垂体前叶功能减退症（Simmonds 病及 Sheehan 综合征）和尿崩症性消瘦。

（3）精神性厌食：精神和心理因素也是造成消瘦低体重的重要因素。情绪变化、精神焦虑、生活不规律、过度劳累、睡眠不足、身体消耗多于摄入、情绪紊乱处于拒食状态等，均可导致体重的急剧下降。因为某个变故造成严重的心理打击，也容易引起消瘦低体重。

127. 消瘦低体重人群如何合理分配三餐

消瘦低体重人群三餐比例要合理规划,不能随便摄取食物,餐前 1 小时忌食零食。三餐应定时,让肠胃养成正常运作习惯,以免影响正餐的摄取量。合理规律的三餐是营养素和能量摄取的主要途径。

养成健康的饮食行为和习惯,有助于消瘦低体重人群保证均衡的营养。按时进餐,定时定量,鼓励根据自身需要加餐。总体来说,早、中、晚餐的能量分别占总能量的30%、40%、30%为宜。早餐是承接前一天晚餐后的第一餐,应保证吃好,提供充足的能量。

128. 消瘦低体重人群如何选择优质食物

要确保摄取均衡的营养素,三餐食用的食物应该丰富多样(图 46),以谷类食物为主,多种食物搭配,可适当增加奶类、肉类、蛋类、鱼类等优质蛋白,同时增加干果类等食物摄入。适量增加脂肪摄取量,多吃含锌的食物,如奶制品、

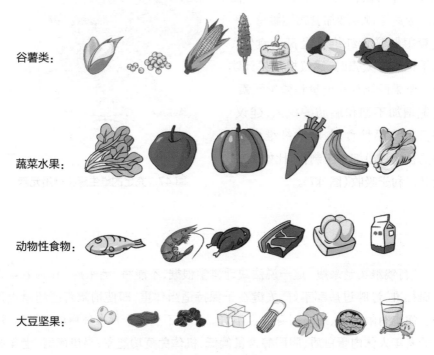

谷薯类:

蔬菜水果:

动物性食物:

大豆坚果:

图 46　食物丰富多样

瘦肉、牡蛎、香菇、南瓜子、豆类、核桃等食物。

（1）奶：如牛奶、羊奶、马奶等。牛奶除供应蛋白质外，更重要的是它还可提供丰富的钙质，可预防缺钙。如要选择奶类，最好选取全脂奶。

（2）肉：如牛、羊、猪、鸡、鸭、鹅、鱼、虾等。肉类食物中脂肪含量丰富，有利于增加体重，而且动物性蛋白质的营养价值要高于植物性的蛋白质。

（3）蛋类：如鸡蛋、鸭蛋、鹌鹑蛋等。蛋黄提供的能量是蛋白的 6 倍，也是高能量食物，有利于增加体重。

（4）此外，像芝麻、瓜子、核桃、杏仁、松子等干果类的脂肪含量均较高，适合消瘦低体重人群食用。

129. 消瘦低体重人群如何搭配食物

谷类为主，薯类辅助，多摄入高蛋白、高能量食物，保证各种维生素和微量元素的足量摄入。每天肉类中应有一半来自红肉，保证机体对铁、锌、B 族维生素的需求。为避免过度增加食物饱腹感，可适量限制膳食纤维含量高的食物；水果饱腹感太强时，建议换成果汁饮用。坚果既能补充能量和微量元素，又能增加不饱和脂肪酸摄入，建议每天变换品种食用，膳食纤维含量高的食物尽量细加工制作，比如做成糊状以利于吸收（图 47）。

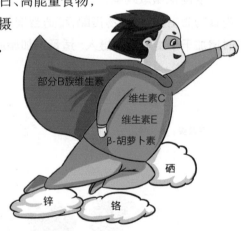

图 47　充足的维生素和微量元素

130. "有钱难买老来瘦"这种说法有道理吗

"有钱难买老来瘦"这一说法缺乏科学根据，不能将"老来瘦"作为老年人健康标准，过胖过瘦都不好，关键在于保持适当体重，即使稍微有些超重也无妨。瘦也有限度，太瘦了对身体也不好。一般不应低于标准体重的 80%。过瘦的老年人体内蛋白质、胆固醇含量偏低，机体免疫功能差，易患感冒、老年肺炎、贫血、营养不良等疾病。所以，"老来瘦"未必值"千金"。老年人应保持良好心态,坚持适当运动,合理饮食,使身体胖瘦适中。若生活规律,半年到1年内体重下降5%以上,可能预示身体有某种疾患,应查清消瘦原因,排除有无恶性肿瘤、糖尿病、结核、甲亢等疾病。

131. 素食人群保持健康体重的营养需求

素食人群是指以不食肉、家禽、海鲜等动物性食物为饮食方式的人群。按照所戒食食物种类不同,可分为全素、蛋素、奶素、蛋奶素人群等。完全戒食动物性食物及其产品的为全素人群;不戒食蛋奶类及相关产品的为蛋奶素人群。为了满足营养的需要,素食人群需要认真对待和设计膳食。如果膳食组成不合理,将会增加蛋白质、维生素 B_{12}、n-3 多不饱和脂肪酸、铁、锌等营养素缺乏的风险,影响健康体重的保持。素食人群膳食除动物性食物外,其他食物的种类与一般人群膳食类似,因此,素食者应科学设计膳食,避免维生素 B_{12}、n-3 多不饱和脂肪酸以及钙的缺乏,及可能引起的消瘦低体重。除了动物性食物,一般人群膳食指南的建议均适用于素食人群。

132. 素食人群健康体重的营养指导有哪些

素食人群适宜于少吃多餐。

通过健康的膳食获取热量。多吃米饭、面条、全麦面包和藜麦等富含碳水化合物的食品。少吃多餐可以摄入更多热量,摄入富含营养的零食来增重,多吃富含蛋白质的物质来提升肌肉质量,通过摄入不同且互补的蛋白质来补充人体所需的氨基酸。豆类是非肉类的蛋白质重要来源,同时也富含热量。坚果富含蛋白质,也可适量摄入。非严格素食者可通过食用乳制品、蛋类、鱼类来增重(图 48)。素食人群要保持健康体重,应牢记:

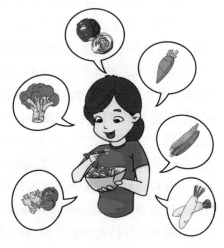

图 48　素食

(1) 谷类为主,食物多样;适量增加全谷物。谷物是膳食能量和 B 族维生素的主要来源。谷类食物的摄入可以弥补因动物性食物带来的某些营养素不足。

(2) 增加大豆及其制品的摄入。

(3) 常吃坚果、海藻和菌类。

(4) 蔬菜、水果应充足。

(5) 合理选择烹调油。

133. 消瘦低体重人群如何锻炼

消瘦低体重人群要做力量训练增肌,通过增肌可以增重。做重量运动时一定要注意对称性的问题,即屈肌和伸肌一定要一起练,而且一个部位一周至少要训练一次。如骑脚踏车、爬楼梯、收缩肌肉运动等。同时,可通过原地跳绳、负重、各类肌肉锻炼方式增加肌肉弹性的锻炼。

消瘦者应以中等运动量(每分钟心率在 130~160 次之间)的有氧锻炼为宜,器械重量以中等负荷(最大肌力的 50%~80%)为佳。时间安排可每周练 3 次(隔天 1 次),每次 1~1.5 小时。每次练 8~10 个动作,每个动作做 3~4 组。做法是快收缩、稍停顿、慢伸展。连续做一组动作时间为 60 秒左右,组间间歇 20~60 秒,每种动作间歇 1~2 分钟。一般情况下,每组应能连续完成 8~15 次,如果每组次数达不到 8 次,可适当减轻重量;以最后两次必须用全力才能完成的动作,对肌肉组织刺激较深,"超量恢复"明显,锻炼效果极佳(图 49)。

消瘦者经过 2~3 个月锻炼后,体力会明显增强,精力也会比以前充沛。这时,开始进行"重量训练",以增加肌肉比例。应重点锻炼大肌肉群,如胸大肌、三角肌、肱二头肌、肱三头肌、背阔肌、臀大肌和股四头肌等,运动量要随时调整。另外,同一个部位的肌群可采用不同的动作、不同的器械进行锻炼,并且要使所练肌群单独收缩。随着肌肉力量和动作协调性的提高,锻炼的效果会越来越显著。

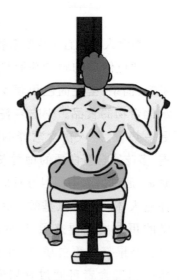

图 49 增肌训练

134. 消瘦低体重人群如何做好心理调节

压力太大会导致失眠,内分泌失调导致精神萎靡不振,食欲缺乏。首先要缓解精神压力,适当地增加营养,注意生活规律等,一般身体就会逐渐好起来。可以采用心理学上一些渐进式放松和呼吸冥想等方式来训练自己。学会释放压力。平时多做运动,每次至少30分钟以上。运动可以调节心情,帮助释放压力,促进血液循环,加强新陈代谢,所以多运动可以达到心理调节的目的。当然,运动的强度根据自身情况适量进行。

135. 消瘦低体重人群的健康管理原则是什么

消瘦低体重人群健康综合管理包括营养、运动、行为及心理因素等,去除引起消瘦的基础疾病,及时进行心理调节。

消瘦低体重人群的健康管理原则是高能量膳食摄入加合理运动(图50)。找出引起消瘦的原因,对因治疗;总能量摄入量至少为35千卡/(千克·天),

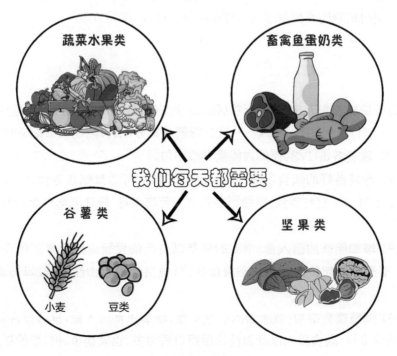

图50　增加食物摄入

脂肪、碳水化合物、蛋白质供能比适宜；可适当选用高能量膳食和极高能量膳食；尽量增加食物的摄入量，增加餐次；每天坚持锻炼；运动后可适量吃点高脂肪膳食；吃好正餐，适量吃一些零食；每天称量体重，及时调整食物摄入量和运动量。

136. 消瘦低体重人群的健康管理内容有哪些

（1）健康信息采集　即收集消瘦低体重人群的生理指标、生活方式和心理状态等信息，发现健康问题，为评价和干预管理提供基础数据。

（2）健康危险因素评价　即对消瘦低体重人群的健康现状及发展趋势作出预测，以达到健康警示的作用，并为干预管理和干预效果的评价提供依据。

（3）健康促进干预管理　即通过消瘦低体重人群的行动计划，对不同危险因素实施个性化的健康指导。

（4）定期健康体检　内容包括询问症状、病史、住院史与心理状态等；进行一般体格检查，如测量血压、身高、体重等；进行空腹血糖、心电图与尿常规检查。提出危险因素控制建议与健康指导，进行心理调节等。

137. 如何做好消瘦低体重人群的营养干预

首先应检查有无疾病，如无疾病的话，则应调整饮食结构，有计划地增重。

（1）制订合理的饮食计划：一日三餐营养素分配合理，能量分配应该是早餐、中餐、晚餐各占 1/3，使体内能量供给均匀。

（2）养成良好的饮食习惯：一日三餐按时吃，可适量吃些零食，但注意就餐前 1 小时内不宜吃零食，以免影响食欲。若吃夜宵，应注意吃软而易消化的食物。

（3）增加脂肪的摄入量：增加的量要以自己的胃肠道能正常消化吸收为标准，不至于引起腹泻等消化不良症状，可适当选用动物性脂肪，如奶油、肥肉等。

（4）调整饮食结构：按所需的能量调整，增加主食摄入量，宜选择含淀粉、糖分高的食物；副食摄入以动物性优质蛋白质为主，也就是鱼、肉、蛋的摄入比例相应增加。

138. 消瘦低体重人群的营养教育方式有哪些

营养师、医生等对消瘦低体重人群进行专业指导、开展营养健康教育讲座、通过电视、广播、网络、报纸杂志、图书等进行营养教育宣传。常见的营养教育方式有：

(1) 专题培训。

(2) 举办营养健康教育讲座。

(3) 宣传折页、明白纸、海报。

(4) 健康宣传专栏。

(5) 广播电视、网络传播、新媒体。

(6) 传统传播方式：报纸期刊、图书、音像制品等。

139. 对消瘦低体重人群的营养宣传主要有哪些内容

膳食营养知识如各大营养素的生理功能、食物搭配，消瘦的原因，科学储存和烹饪食物，引起消瘦疾病的营养预防、消瘦低体重人群身体活动的方式等。保持吃动平衡，每天的能量摄入与能量消耗保持平衡。如果能量摄入大于能量消耗，多余的能量就会储存在体内，造成体重的增加；反之，如果能量摄入小于能量消耗，将引起体重不足和消瘦。消瘦低体重人群可以食用高油脂、高糖类食物来增加能量，需要注意的是，这类食物虽然可使体重快速增加，但长期过量食用，也会带来慢性疾病危及健康。采用均衡饮食及渐进式地增加食量，避免强迫性地供给，破坏食欲。养成良好的饮食习惯，定时定量。改变进餐的程序，先吃浓度高、营养密度高的食物，再吃其他食物。保持心情愉快，集中精力用餐。

140. 消瘦低体重人群的营养治疗需要注意什么

针对消瘦低体重人群，要制订合理的饮食计划，一日三餐营养素合理分配，多摄入含蛋白质及维生素丰富的食物，多吃一些坚果类的食物，及时补充优质蛋白质和足够的能量。营养素的供给要由少到多，由简到繁，切忌贪多求快。少吃多餐，但不要增加每餐的饭量。因为身材消瘦的人大多肠胃功能较弱，一餐吃得太多往往不能有效吸收,反而会增加肠胃负担,引起消化不良。可以把每天的进餐次数改为4~5餐。食物以易消化、高蛋白、高热量为原则,用循序渐进的方式逐步提高各种营养物质的摄入,如鸡肉、鱼片、绿色蔬菜、海参、黄油、奶油等。避免吃刺激性强、易产气、粗纤维太多的食物,因为这类食物易令人产生饱腹感而减少食物的摄入量。必要时可补充适量的维生素和微量元素,养成良好的饮食习惯及睡眠习惯,平时多晒太阳,加强体育锻炼。营养治疗,应采用"循序渐进,逐步充实"的原则。

六、菜品实例指导

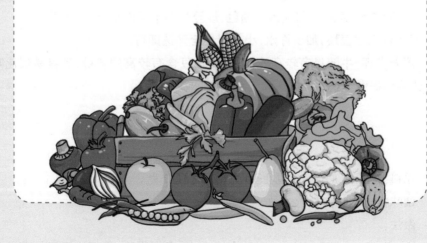

本部分列举的 20 个菜品实例,均是以家常菜为主,供大家借鉴。针对体重异常人群,分为增重和减肥两大类菜品,菜品介绍以菜名、原料、做法为顺序,在每个菜的最后进行了营养点评。提醒大家注意的是,菜品是根据食物原料的营养特点划分,无论哪种食物,都要依据自身情况适量摄入,摄入过多或过少都不利于保持健康体重,要按照《中国居民膳食指南(2016)》和"平衡膳食宝塔",合理营养、平衡膳食。

141. 增重菜品一:土豆炖牛腩

原料:牛腩 200 克、土豆 200 克。

调味料:料酒、酱油、盐、白糖、葱、姜、花椒少许。

做法:

(1) 牛腩切块,洗净后放入冷水中浸泡 30 分钟。

(2) 将锅中加入清水和姜片、料酒,放入牛腩,使清水没过牛腩。

(3) 用大火开盖煮沸 5 分钟;然后将牛腩放入清水中清洗,沥干水分后备用。

(4) 土豆去皮切块备用。

(5) 锅里放入适量油后,加入白糖,翻炒至白糖溶化均匀。

(6) 加入花椒、葱、姜炝锅,放入沥干水分焯好的牛腩,快速翻炒,放入酱油、盐等调味料,牛腩均匀地裹上糖色,炒至牛腩不再出水,糖色加深。

(7) 倒入土豆块,加少许水,小火慢炖至熟透即可。

营养点评:牛腩具有较高的蛋白质;土豆含有较高的淀粉,且容易消化吸收;此菜品提供丰富的蛋白质和淀粉,利于增加体重。

142. 增重菜品二:地三鲜

原料:茄子 200 克、土豆 150 克、青椒 100 克。

调味料:酱油、白糖、盐、葱、蒜少许。

做法:

(1) 将茄子、土豆切块,分别放在清水中;青椒掰块;备好炝锅用的葱花和蒜末。

(2) 锅里放较多的油烧热,放入控干水分的茄子,炸至金黄色、表面基本不挂油捞出备用。

(3) 将土豆放入,炸成金黄色后捞出备用。

(4) 将青椒块放入热油中 10 秒钟捞出备用。

(5) 锅里放入适量油烧热,爆炒葱花及蒜末后,加酱油炒香,再加入适量的开水、白糖、盐等调味料;倒入已炸好的茄子、土豆和青椒,煮沸后再略烧即可。

营养点评:茄子较能吸油,利于脂类被机体吸收;土豆的淀粉含量较高,易消化吸收;青椒开胃消食;此菜品提供丰富的淀粉和脂类,利于增加体重。

143. 增重菜品三:红烧肉

原料:五花肉 500 克。

调味料:白糖、酱油、料酒、盐、葱、姜、花椒、八角少许。

做法:

(1) 将五花肉切块,放入凉水锅中焯水去血沫;备好葱花和姜丝。

(2) 锅里放入适量油烧热,倒入白糖,炒至深红色时加入酱油、葱花、姜丝、八角、花椒,略炒。

(3) 倒入五花肉;翻炒至糖色裹匀并微微出油。

(4) 加入温水、料酒后大火烧沸。

(5) 加入盐,炖至五花肉松软即可。

营养点评:五花肉含有丰富的脂类和蛋白质,能够提供较高的能量。

144. 增重菜品四:糖醋里脊

原料:里脊 300 克,面粉 50 克,湿淀粉 50 克。

调味料:酱油、白糖、醋、黄酒、盐、葱、姜、花椒少许。

做法:

(1) 里脊切成条,放入碗中,加黄酒、盐、湿淀粉、面粉搅拌均匀;葱切段。

(2) 酱油、白糖、黄酒、醋、湿淀粉 15 克、水 25 克制成汁待用。

(3) 将锅中的油烧至六成热时,将挂好糊的肉条放入锅炸 1 分钟捞出。

(4) 待油温升至七成热时,复炸 1 分钟,捞出沥油。

(5) 炒锅放油,加入花椒、葱段,姜片,煸出香味,肉条下锅,翻炒几下,之后将调好的汁冲入锅内,再翻炒,待芡汁均匀地包住肉条即可。

营养点评:糖能提供能量,排骨含有丰富的骨黏蛋白、骨胶原、磷酸钙、维生素、脂肪、蛋白质等营养物质;醋可使骨软化,促进钙吸收,还可开胃,帮助消化吸收,利于机体对脂肪、蛋白质等的吸收。

145. 增重菜品五:香炸鸡柳

原料:鸡胸肉 300 克、鸡蛋 120 克、面包糠 20 克。

调味料:盐、胡椒粉、料酒、葱、姜少许。

做法:

(1) 将鸡胸肉切成细条状,放入切好的葱丝和姜末,以及盐、胡椒粉、料酒,腌制 2 小时。

(2) 将鸡蛋在碗中用力打散,两个空碟分别倒上干淀粉和面包糠。

(3) 鸡柳先沾上干淀粉,放入鸡蛋碗内均匀地蘸上蛋液,再将鸡柳裹满面包糠备用。

(4) 锅里放入较多的油烧热,然后转成小火。

(5) 放入鸡柳,炸至变金黄后即可。

营养点评:鸡肉和鸡蛋含有丰富的蛋白质和脂肪,且易被人体吸收利用。

146. 增重菜品六:皮蛋瘦肉粥

原料:大米 150 克、猪里脊 100 克、皮蛋 100 克。

调味料:盐、香油、姜少许。

做法:

(1) 将大米淘洗干净,放入清水中,倒入香油搅匀后浸泡 30 分钟。

(2) 姜去皮切成细丝,皮蛋切成小块。

(3) 将猪里脊切成颗粒,加盐搅匀后腌制 20 分钟。

(4) 锅中倒入清水,煮开后,将肉粒倒入煮 5 分钟,用勺子去掉水面上的浮沫。

(5) 倒入皮蛋块和姜丝,煮约 2 分钟。

(6) 倒入浸泡后的大米,改成小火煮 40 分钟,期间每隔几分钟用勺子沿同一方向搅拌,以免皮蛋粘锅底。

营养点评:猪肉含有丰富的优质蛋白质和脂肪,大米的碳水化合物含量较高;此粥能增加食欲,促进所含营养物质的消化吸收。

147. 增重菜品七:炸藕盒

原料:莲藕 500 克、肉末 150 克、鸡蛋 120 克、面粉 30 克、淀粉 30 克。

调味料:盐、料酒、生抽、香油、葱、姜少许。

做法:

(1)将莲藕洗净去皮,按 0.8 厘米左右的厚度切片,然后在每一片的中间切一刀,切到 4/5 处不要切断,使其呈合页状;备好葱末和姜末。

(2)将料酒、葱末、姜末、生抽、盐和香油加入到肉馅中搅拌均匀,放置待用。

(3)将面粉、鸡蛋和适量清水混合搅打成均匀稀薄的面糊。

(4)每两片相连成合页状,夹入肉馅,外层裹淀粉之后蘸面糊,入热油锅,炸至双面金黄即可。

营养点评:莲藕含有较为丰富的碳水化合物;猪肉含有丰富的蛋白质及脂肪;鸡蛋的蛋白质为优质蛋白。

148. 增重菜品八:红烧狮子头

原料:猪肉 300 克,荸荠 70 克,鸡蛋 60 克,淀粉 50 克。

调味料:盐、白糖、料酒、白醋、蚝油、酱油、葱、姜少许。

做法:

(1)猪肉洗净,剁碎;荸荠去皮洗净,切成小丁;备好葱花和姜末。

(2)把剁好的猪肉放入碗中,加入适量的葱花、姜末、料酒、盐,打入鸡蛋,倒入水、淀粉;搅拌均匀后,倒入荸荠丁,再搅拌均匀。

(3)将肉馅做成大肉丸。

(4)将肉丸放入六成热的油中,炸成金黄色,捞出沥油待用。

(5)将锅中剩余油倒出,之后在锅中加入适量的热水、蚝油、料酒、酱油、白糖、姜片、葱段和盐等,放入炸好的肉丸,大火煮开,转小火炖到狮子头熟透入味,收汁就可上桌食用了。

营养点评:猪肉含有丰富的脂类、蛋白质和维生素,能够提供较高的能量,利于体重的增加。

149. 减肥菜品一：海米炒卷心菜

原料：海米 50 克、卷心菜 400 克。

调味料：盐、葱少许。

做法：

(1) 首先将海米泡发 2 个小时，泡开后切丁待用。

(2) 将卷心菜撕成片状；备好葱花。

(3) 热锅后加油，油热后下入葱花炝锅。

(4) 大火急炒卷心菜，炒出水后加入海米，调入盐后炒匀。

(5) 待卷心菜略微透明，立刻出锅即可。

营养点评：海米可促进食欲、利尿消肿，卷心菜含有丰富的膳食纤维，两者合用利于控制体重。

150. 减肥菜品二：荷叶莲子粥

原料：荷叶 1 张、莲子 50 克、糯米 100 克。

做法：

(1) 将糯米和莲子分别浸泡 1~2 小时。

(2) 荷叶铺在锅底，加入水煮开。

(3) 将荷叶捞出，加入糯米小火熬 1 小时，再加入莲子熬 30 分钟即可。

营养点评：荷叶含有辅助降脂利尿的成分，莲子可清热降火，此粥可促进消化，消除便秘，利于控制体重。

151. 减肥菜品三：凉拌莴苣丝

原料：莴苣 300 克。

调味料：盐、蒜、醋、香油等。

做法一：

(1) 将莴苣洗净去皮切成丝，大蒜切成末。

(2) 将莴苣丝放入沸水中焯一下即捞出，放入凉水中，捞出沥干水放入盘中。

（3）加入蒜末、醋、香油等调味料搅拌均匀即可。

营养点评：莴苣含钾量较高，利于排尿；且含有的水分和膳食纤维较高，能量低，并可增加饱腹感，以达到减肥的目的。

做法二：

（1）将莴苣洗净去皮切成丝，大蒜切成末。

（2）在莴苣丝中放入香油（生莴苣丝，不焯水），搅拌均匀后放入盐继续搅拌几下。

（3）加入蒜末、醋等调味料搅拌均匀即可。

营养点评：莴苣含钾量较高，利于排尿；且含有的水分和膳食纤维较高，能量低，并可增加饱腹感，以达到减肥的目的。

152. 减肥菜品四：蒜蓉生菜

原料：生菜 500 克。

调味料：盐、蒜、葱等。

做法：

（1）生菜洗净，沥干水撕片备用；蒜切碎。

（2）锅内放入适量的油烧热，加入葱炝锅，放入生菜，翻炒；之后加入蒜末，翻炒。

（3）加入适量的盐，炒至生菜开始出水且变软后即可。

营养点评：生菜含有丰富的膳食纤维和水分，可增加人体饱腹感。

153. 减肥菜品五：清炒丝瓜

原料：丝瓜 500 克。

调味料：盐、葱、蒜少许。

做法：

（1）将丝瓜去皮，切成长段；备好葱花和蒜末。

（2）锅中放油，放入葱花、蒜末炒出香味，放入丝瓜翻炒均匀。

（3）加入适量的盐，炒至丝瓜心完全变白即可。

营养点评：丝瓜活血清热利尿，含有丰富的膳食纤维。

154. 减肥菜品六:清炒木耳小白菜

原料:小白菜 450 克,泡发好的木耳 50 克。

调味料:盐、葱、蒜少许。

做法:

(1) 将小白菜切段,葱切碎,大蒜拍后切碎。

(2) 锅里放入适量油烧热,放入葱花、蒜末炒出香味。

(3) 放入木耳翻炒几下,之后放入小白菜翻炒,菜熟加盐炒匀即可。

营养点评:小白菜热量低,含有丰富的膳食纤维,木耳可降低血脂,清理血管,促进血液循环。

155. 减肥菜品七:芹菜叶拌木耳

原料:芹菜叶 200 克、木耳 20 克。

调味料:辣椒油、香油、盐等。

做法:

(1) 加入盐的水煮沸后,将芹菜叶放入沸水中轻焯,沥干水分,切成小段。

(2) 将泡发后的木耳放入沸水中焯熟,放入凉水几分钟后,沥干水分。

(3) 将处理好的芹菜叶和木耳加入适量的盐、辣椒油和香油等混合均匀即可。

营养点评:芹菜叶清热利尿,含有大量的膳食纤维;木耳可降低血脂;此菜可以抑制脂肪的吸收,排出体内多余的水分,有利于控制体重。

156. 减肥菜品八:绿豆芽凉拌黄瓜

原料:绿豆芽、黄瓜各 150 克。

调味料:生抽酱油、香油、盐等。

做法:

(1) 将黄瓜切成丝备用。

(2) 将加入盐的水煮沸后,放入绿豆芽轻焯,再放入凉水几分钟后,沥干水分。

(3) 将处理好的黄瓜和绿豆芽中加入盐、香油、生抽等调味料,搅拌均匀即可。

营养点评:绿豆芽比绿豆的维生素C含量高,氨基酸含量高,能量低,不含脂肪,同时与黄瓜搭配食用,利于控制体重。

157. 减肥菜品九:萝卜豆腐汤

原料:萝卜100克、豆腐100克。

调味料:香油、盐、葱少许。

做法:

(1) 将萝卜切丝,放在冷水中浸泡备用,豆腐切细长小块;备好葱花。

(2) 锅里放入适量油烧热,大火爆炒葱花后加水。

(3) 煮沸后,放入萝卜丝和豆腐小块。

(4) 煮至萝卜丝断后,放入香油、盐等调味料即可。

营养点评:萝卜可促进消化,利尿降脂;豆腐含钙较高,利于消化。

158. 减肥菜品十:双菇苦瓜丝

原料:苦瓜200克、香菇100克、金针菇100克。

调味料:酱油、盐、葱、姜少许。

做法:

(1) 将苦瓜切丝,香菇浸软后切丝;备好葱花、姜丝待用。

(2) 锅里放入适量油烧热,急火爆炒葱花和姜丝后,加入苦瓜丝、香菇丝、金针菇后,翻炒均匀。

(3) 炒至苦瓜丝变软后,再加入盐、酱油炒匀即可。

营养点评:香菇、金针菇能降低胆固醇;苦瓜富含纤维素,可减少脂肪吸收。

159. 减肥菜品十一:冬瓜排骨汤

原料:冬瓜200克,猪排骨300克。

调味料:香油、味精、盐、葱、姜少许。

做法:

(1) 冬瓜去皮,洗净,切小块。

(2) 猪排骨洗净,剁小块,放入沸水中余烫后去血水,捞出,沥干水分备用。

（3）砂锅中放入清水，加入排骨、姜、葱等，用大火烧开后，用小火煲40分钟，待排骨熟透后加入冬瓜块。

（4）冬瓜煮熟后，加入盐、味精、香油即可。

营养点评：冬瓜消热利水，含有大量的膳食纤维，能量较低；此汤味道清淡，利于控制体重。

160. 减肥菜品十二：蒜蓉秋葵

原料：秋葵300克。

调味品：食盐、蒜、葱、姜少许。

做法：

（1）秋葵清洗干净后，切成片，蒜切成末、葱姜切丝备用。

（2）锅中放适量油，油热后下葱姜爆香，将秋葵下锅翻炒，加入盐，继续翻炒，然后加入蒜末，翻炒均匀即可出锅。

秋葵不可以炒时间过长，否则会破坏营养，翻炒出黏液即可，这种黏液对身体很好，是秋葵精华所在。

营养点评：秋葵含有果胶、牛乳聚糖等，可以促进肠道蠕动，利于保持健康体重。